아기가 어떻게
만들어지는지에 대한
놀랍고도 진실한 이야기

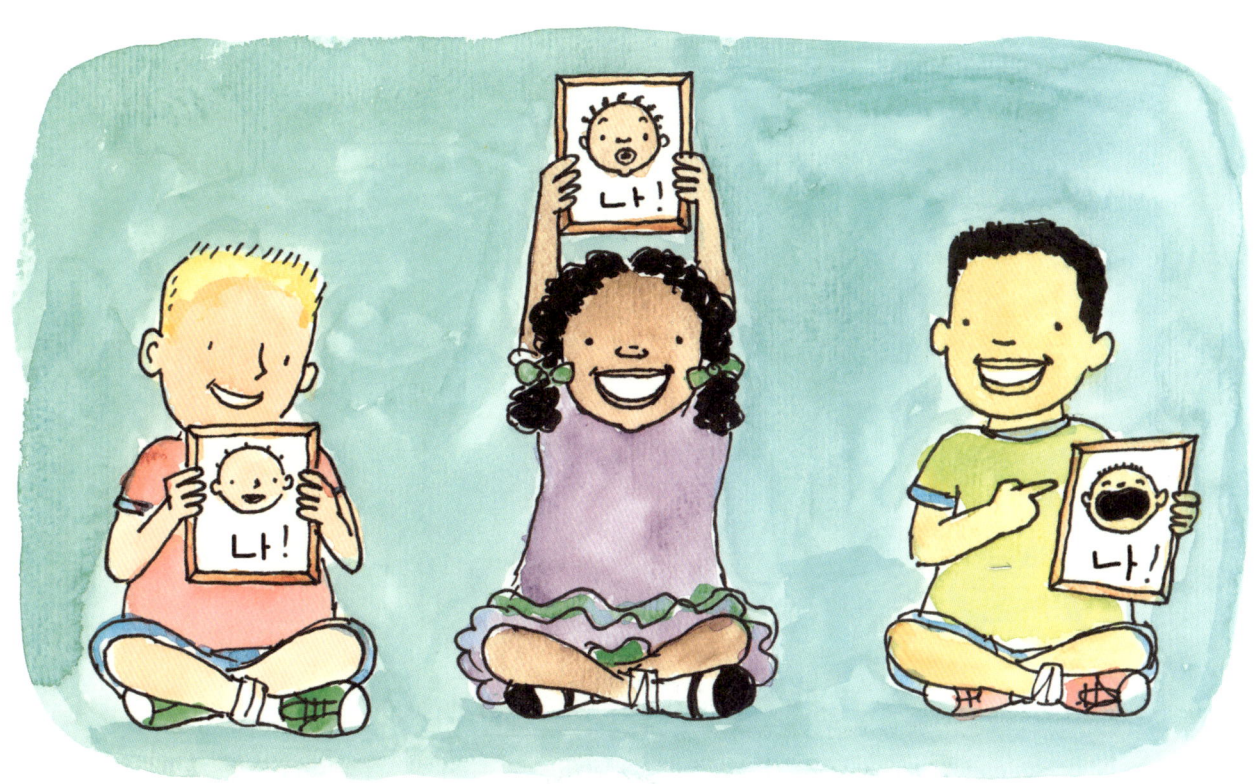

피오나 커토스커스 지음 | 이승숙 옮김

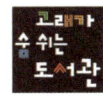

어디를 봐도 아기들이 있어요

모든 동물들이 아기를 만들어요.

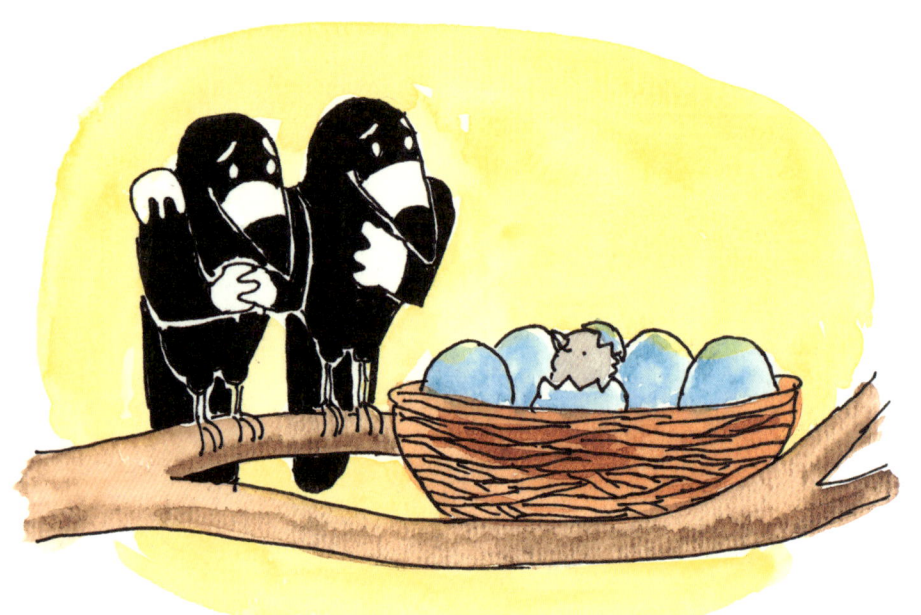

새들도 아기를 만들고요.

곰들도 아기를 만들지요.

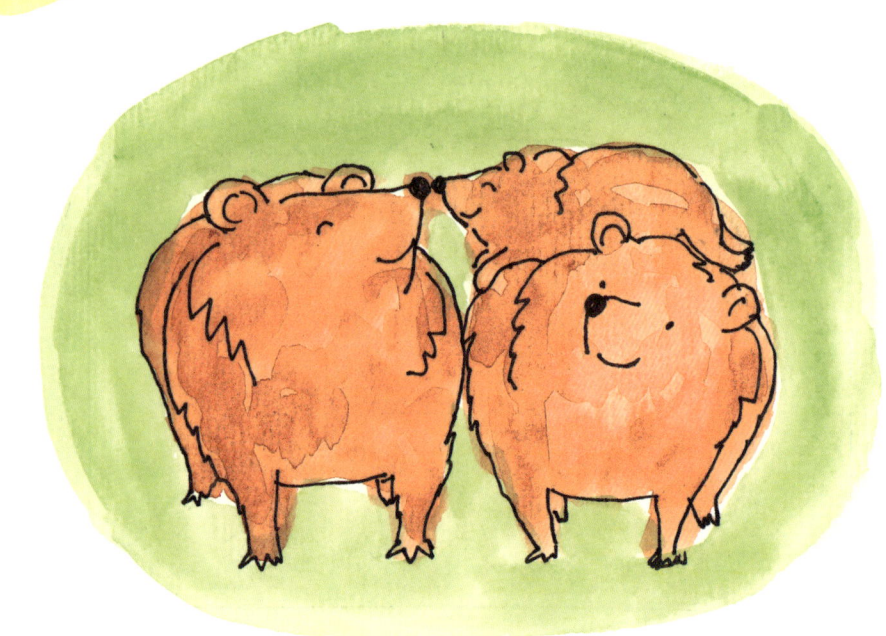

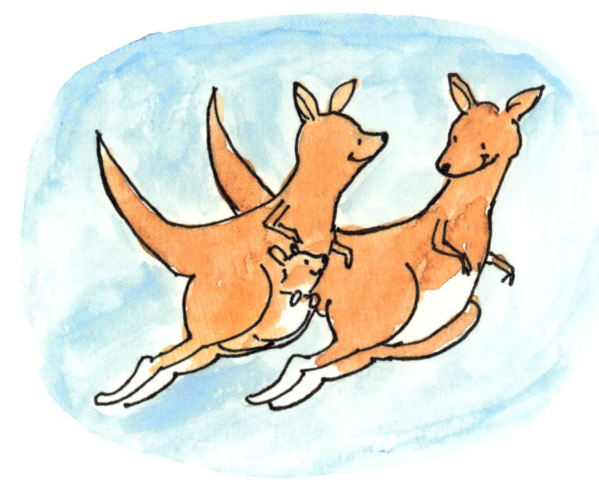

캥거루도,

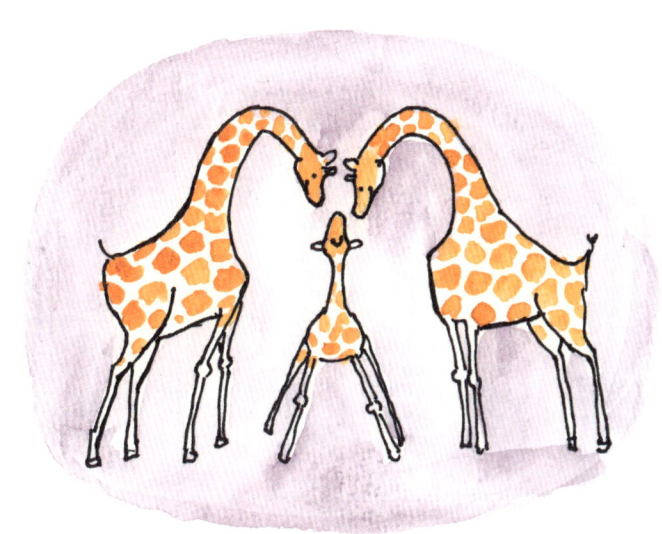

기린도,

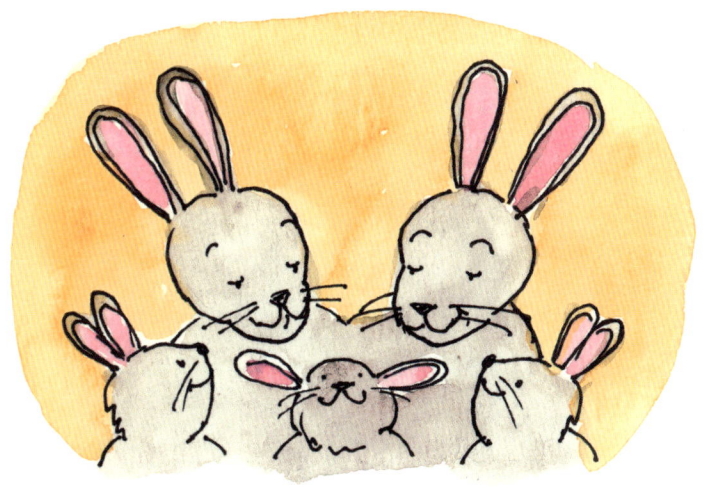

그리고 토끼들도
아기를 만들어요.

사람들도 아기를 만들고요!

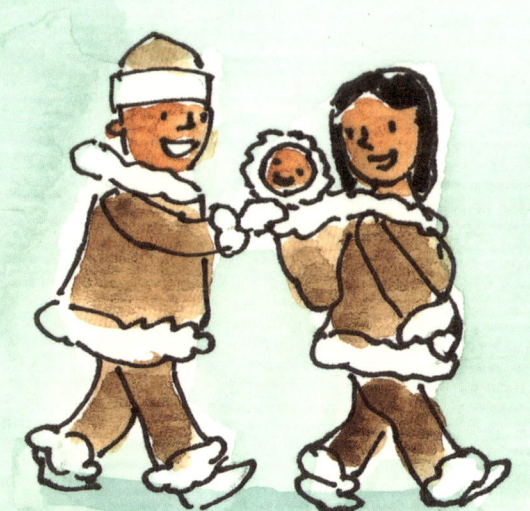
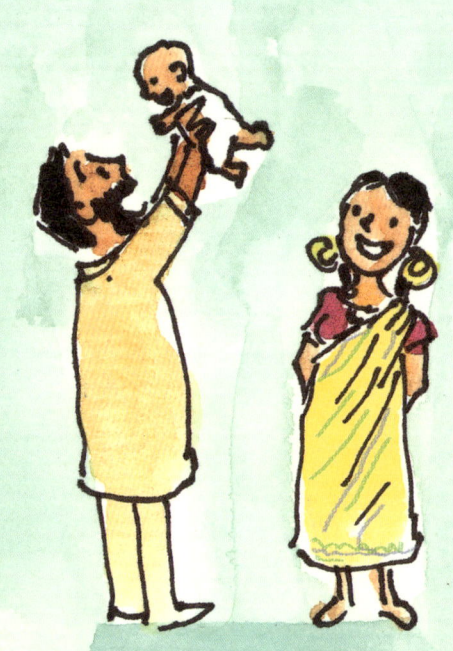
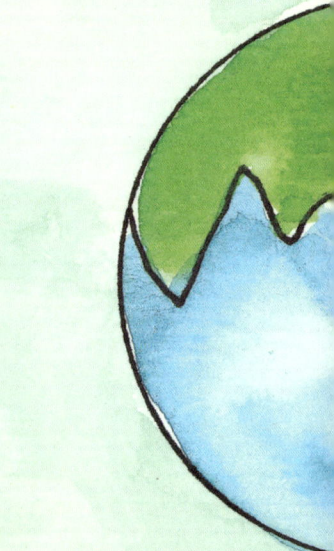
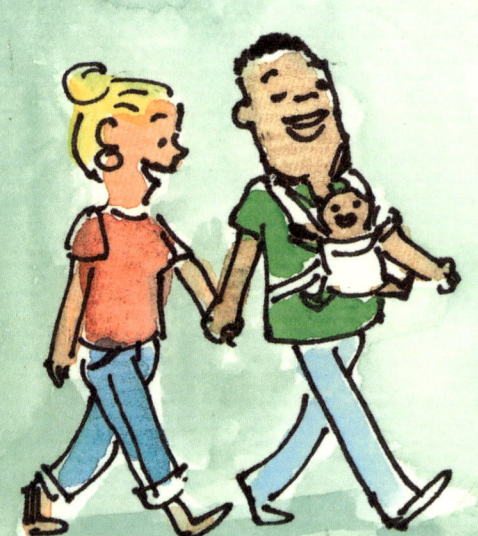
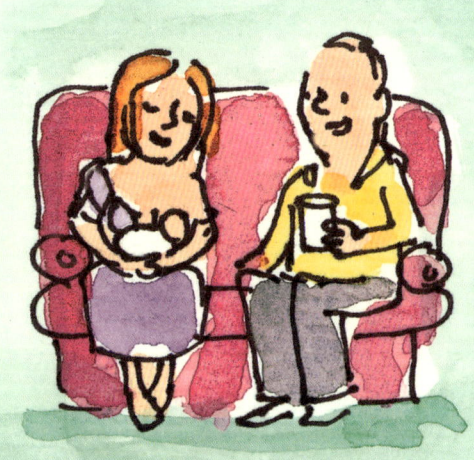

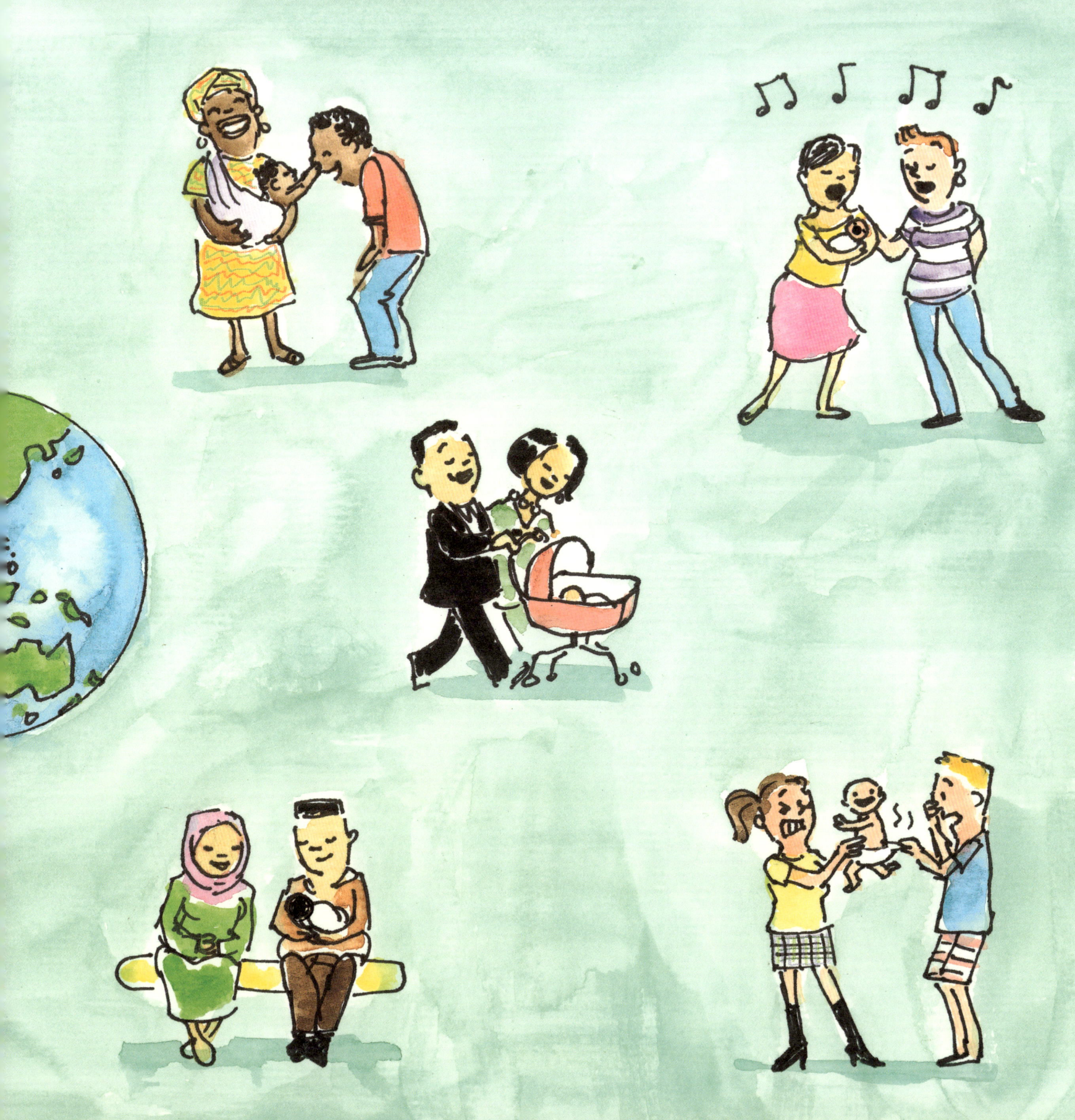

아기가 어디에서 오는지 말해 주는 웃긴 이야기들이 아주 많아요.

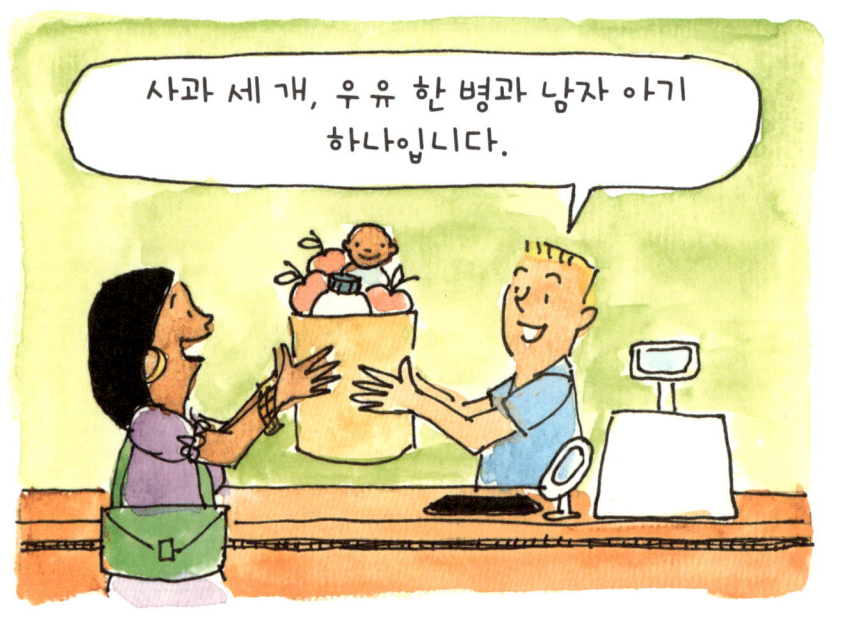

엄마들이 아기를 가게에서 샀다고 말할지도 몰라요.

혹은 부모님이 아기를 병원에서 골라 왔다고 하든가요.

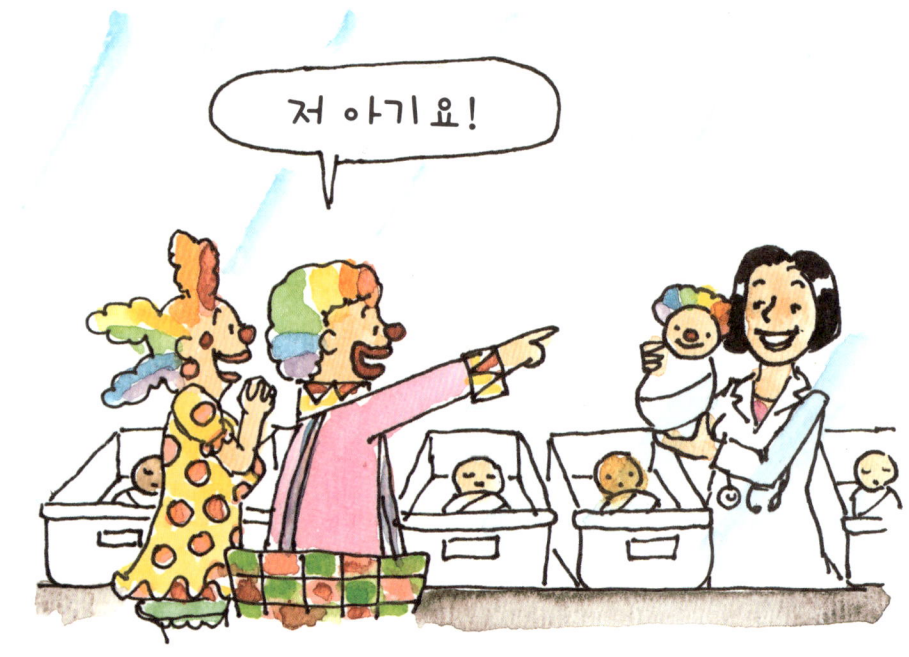

엄마가 이상한 걸 먹었는데
거기에서 아기가 자랐다고도 해요.

하지만 아기가 어떻게 만들어지는지에 대한
이야기는 훨씬 더 흥미진진해요.

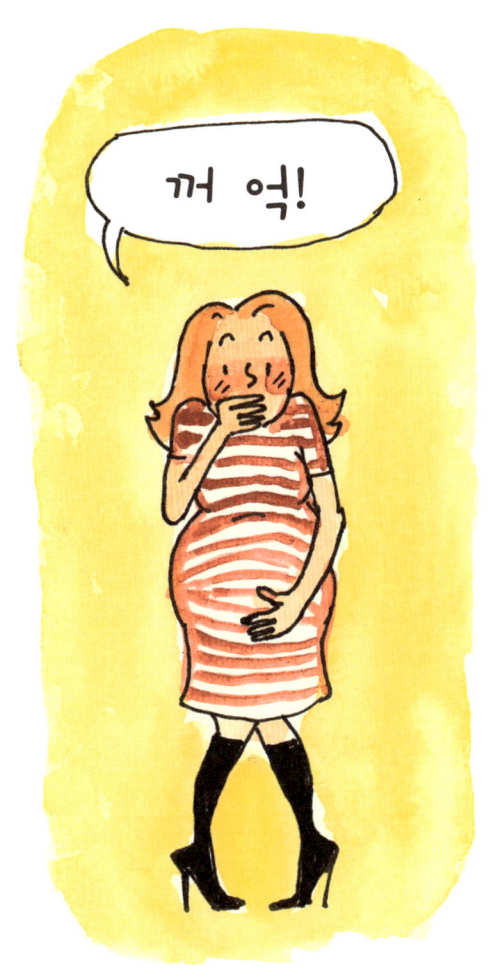

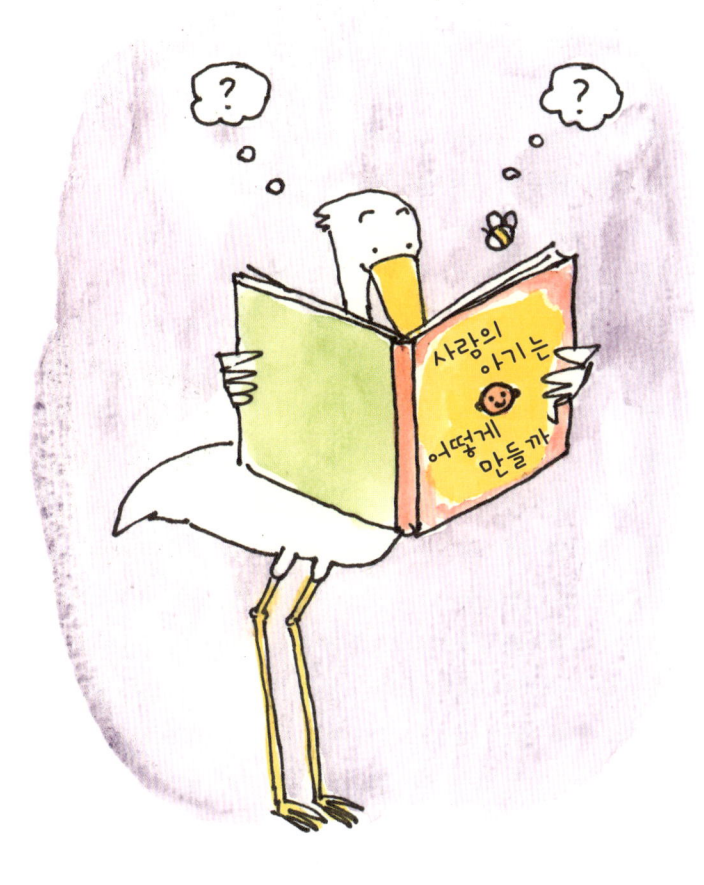

우리 몸이 굉장히 놀라운 일들을 할 수 있거든요!

남자아이와 여자아이

아기가 태어나면, 부모님들이 가장 먼저 어떤 말을 할까요?

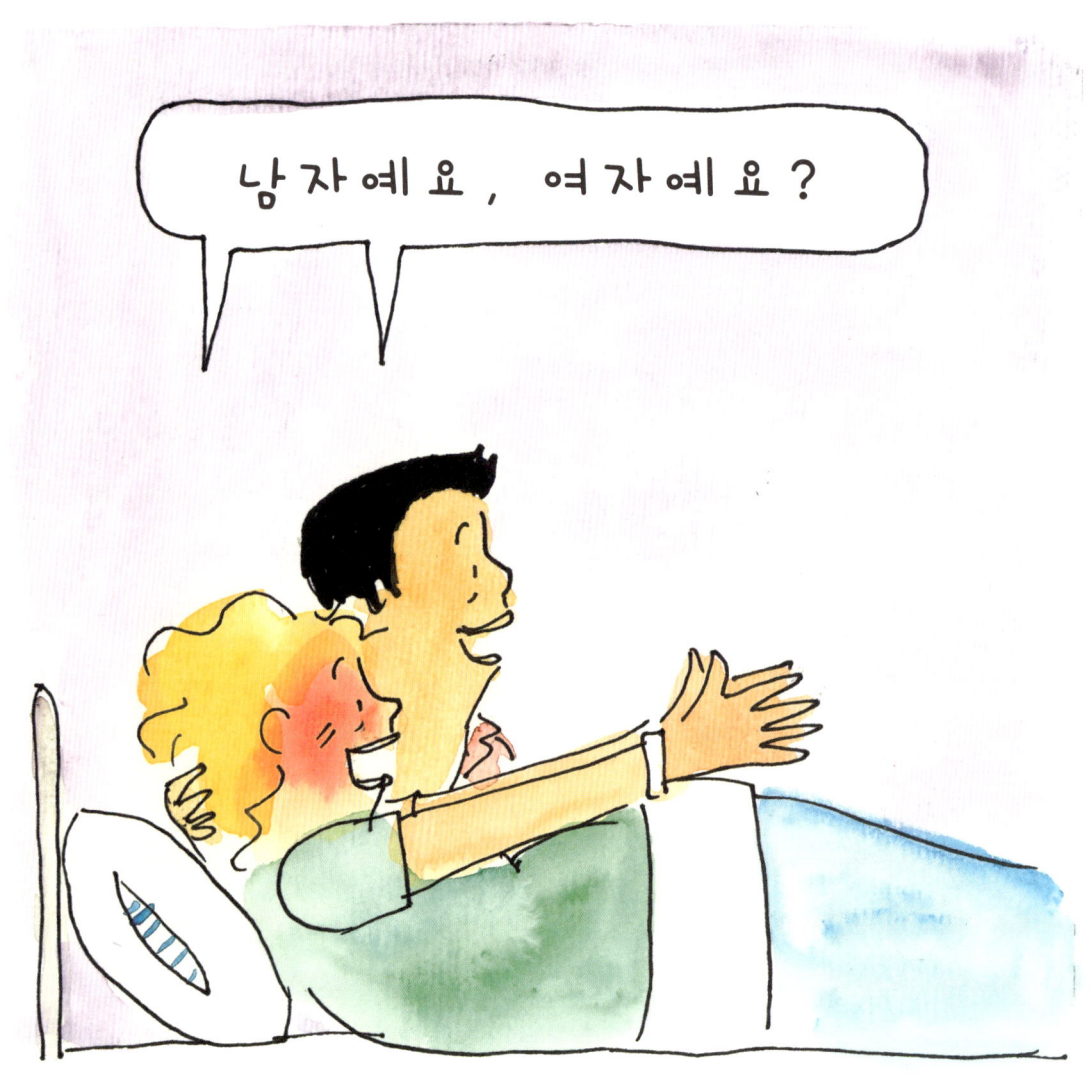

남자 아기와 여자 아기는 생김새가 다르기 때문에, 의사나 조산사*는 질문을 받자마자 곧장 대답해 줄 수 있어요.

*조산사 : 아기를 낳는 일을 돕거나 임산부와 신생아를 돌보는 일을 하는 사람.

아기들의 얼굴은 아주 많이 비슷해 보여요.

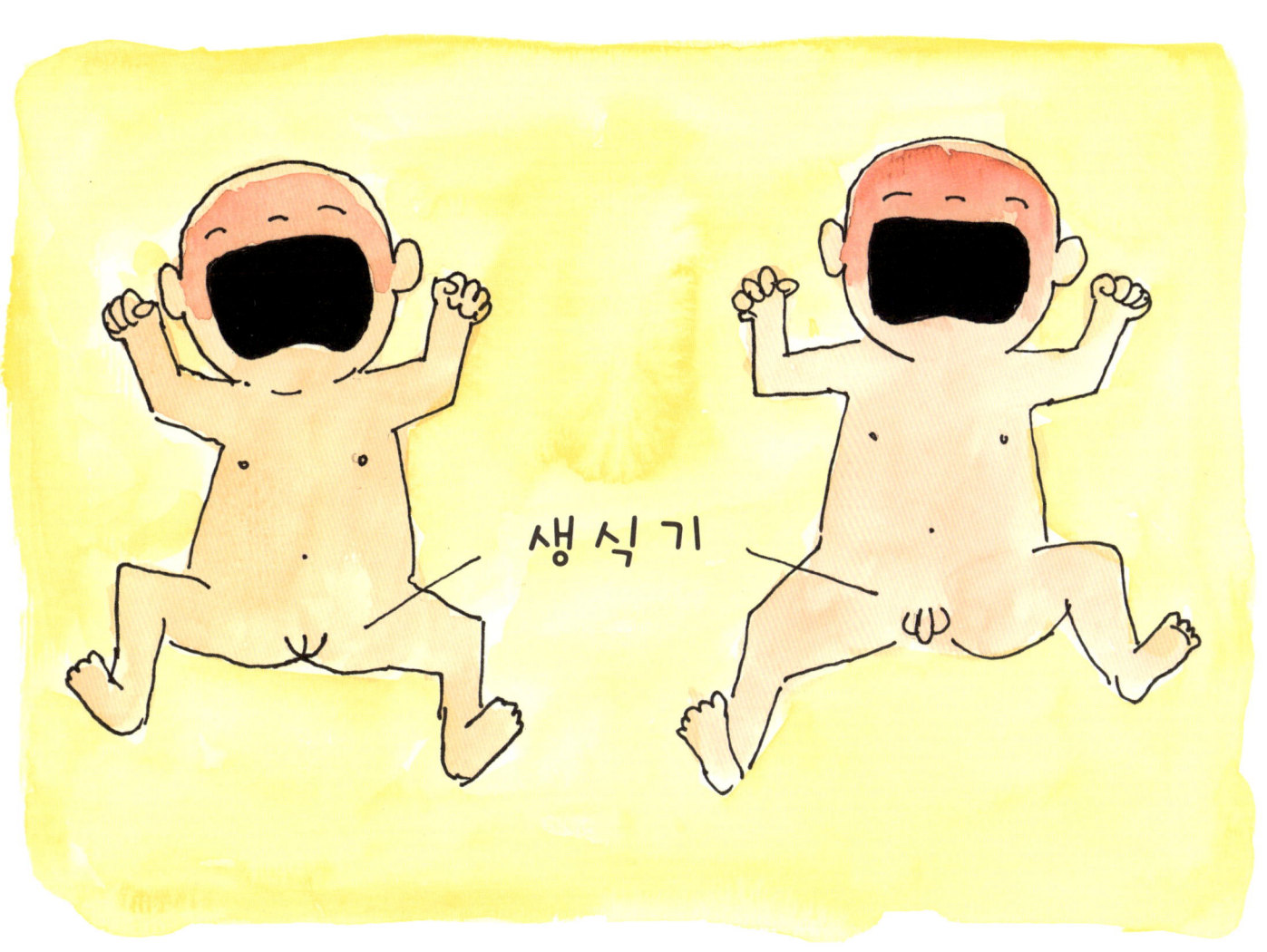

하지만 몸의 한 곳인 생식기는 전혀 달라요.

남자아이는 음경이 있어요.
이것은 '고추', '양물' 등 다른 말로 표현하기도 해요.

음경이 모두 똑같게 보이는 건 아니에요. 모양도 다르고 크기도 다르지요.
포경 수술을 한 경우도 있어요. 그건 음경을 덮고 있는
포피라는 피부 꺼풀을 잘라 내는 수술이에요.

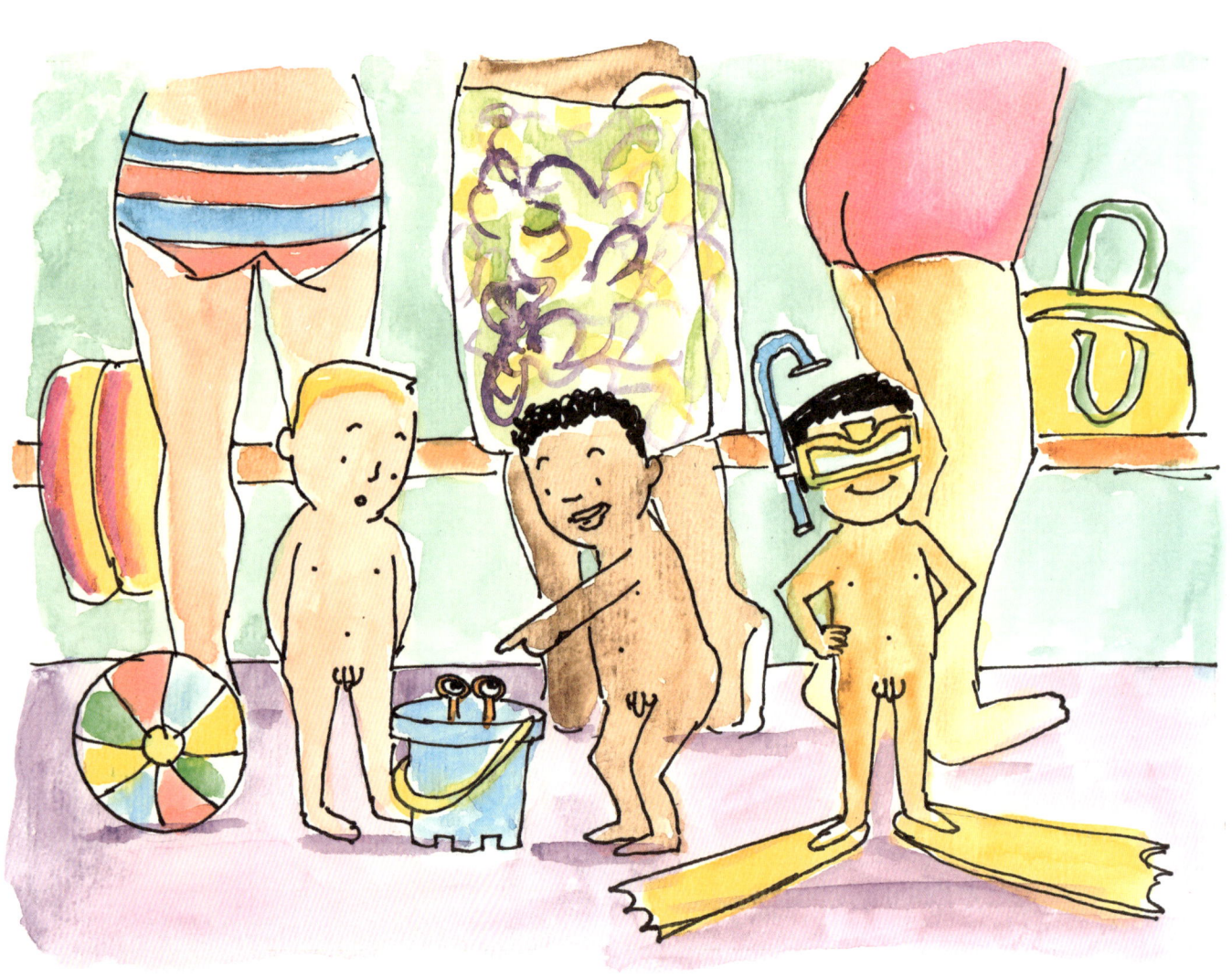

남자아이는 음경으로 오줌을 눠요. 대체로 그것은 부드럽고 달랑달랑 매달려 있어요.

남자아이가 어떤 일에 대해 행복하거나 흥분할 때 음경이 제 스스로 꼿꼿해지고 툭 튀어나올 때가 있어요. 때로는 아무 이유 없이 이런 일이 일어나기도 하고요. 이런 경우를 발기한다고 해요.

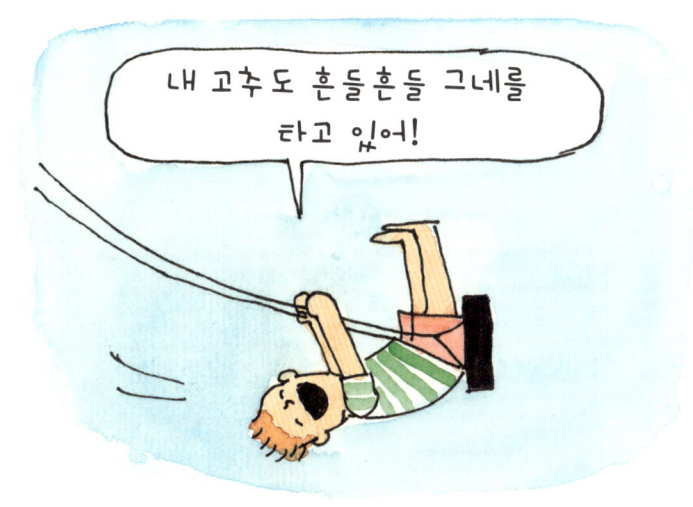

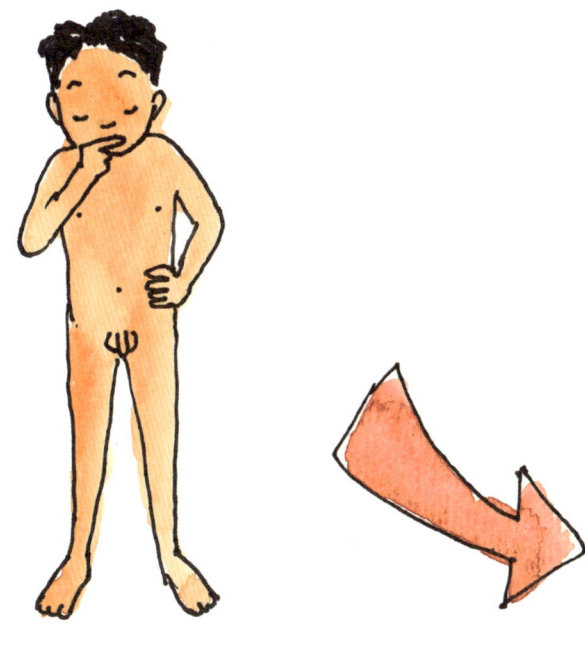

음경 뒤에는 음낭이 있어요.
음낭은 공 모양의 고환 두 개를 감싸고 있는 주머니예요.

남자아이의 고환은 그냥 매달려 있을 뿐 많은 일을 하지 못해요.
하지만 나중에 아주 중요해져요.

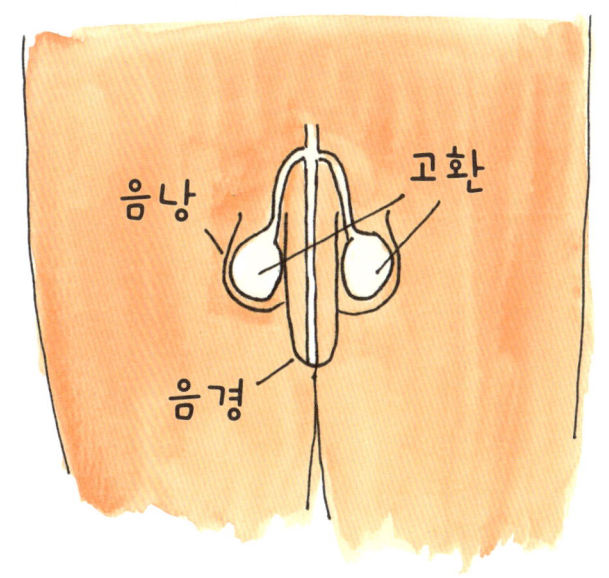

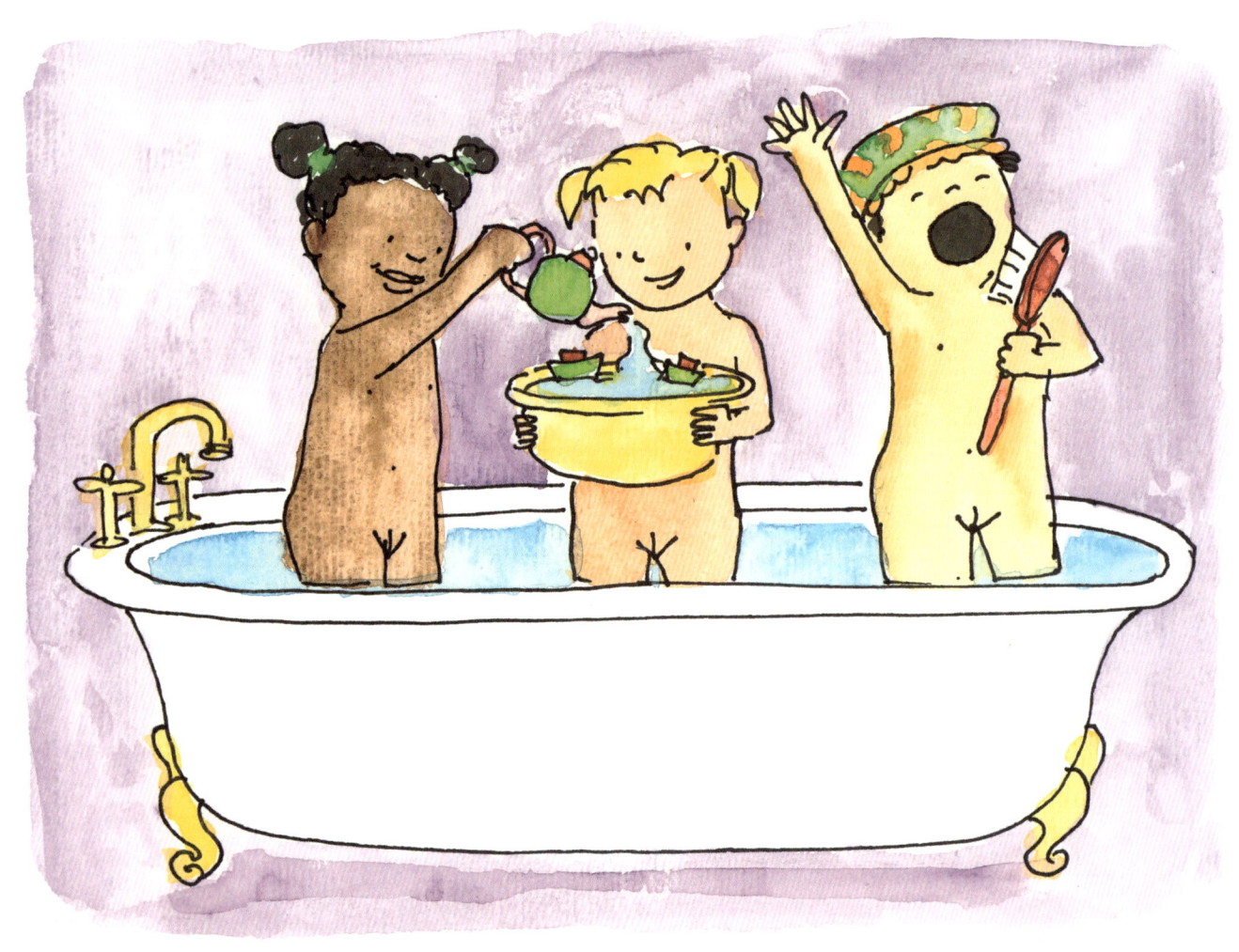

남자아이의 음경과 음낭은 앞쪽에 매달려 있어요.
하지만 여자아이의 생식기는 두 다리 사이 아래쪽에 있어요.
때로는 이것을 '질', '음부' 또는 '그곳'이라고도 해요.

여자아이에게는 음문이 있는데, 그것은 입술과 상당히 비슷해 보여요.

이 음문은 질이라고 하는 구멍을 덮고 있어요.
질 위의 접힌 피부 안에는 클리토리스라고 하는 작은 덩어리가 있지요.
그것도 남자아이가 발기할 때처럼 약간 딱딱해져요.

클리토리스와 질 사이에는 작은 구멍인 요도가 있어요.
이곳이 바로 여자아이가 오줌을 누는 곳이에요.

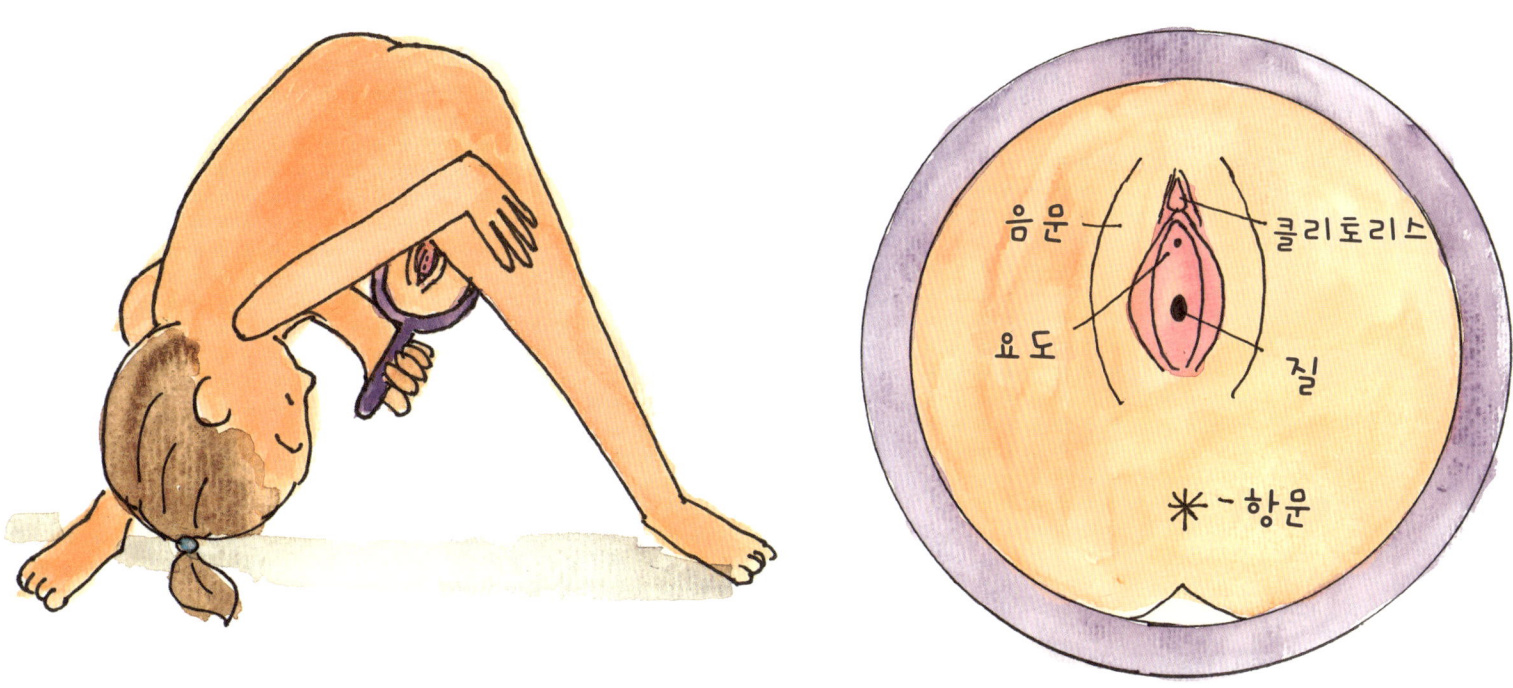

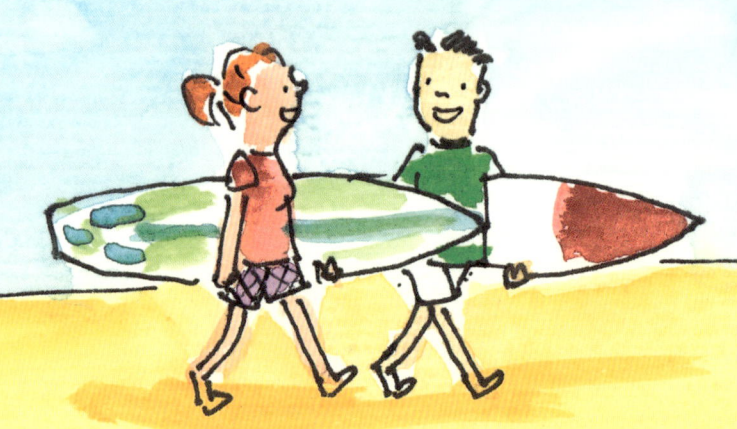
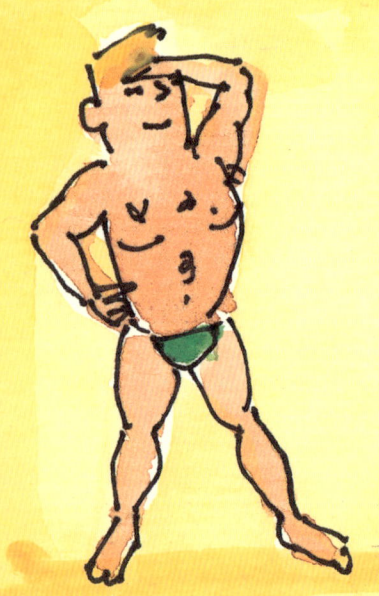
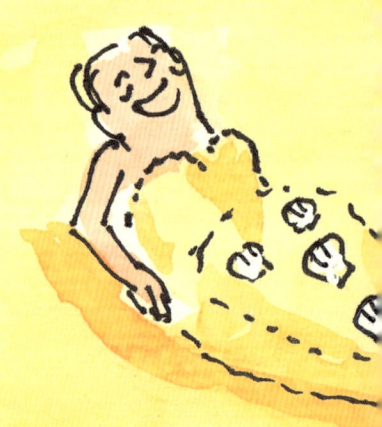

언제 어떻게 어른이 될까요

남자아이와 여자아이가 자라서 남자 어른과
여자 어른이 된다는 건 벌써 알고 있을 거예요.

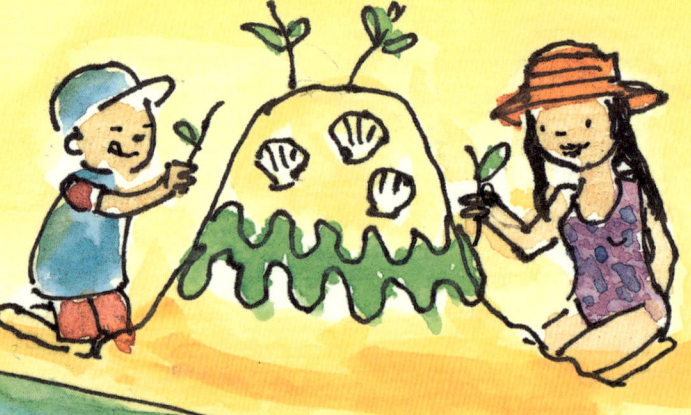
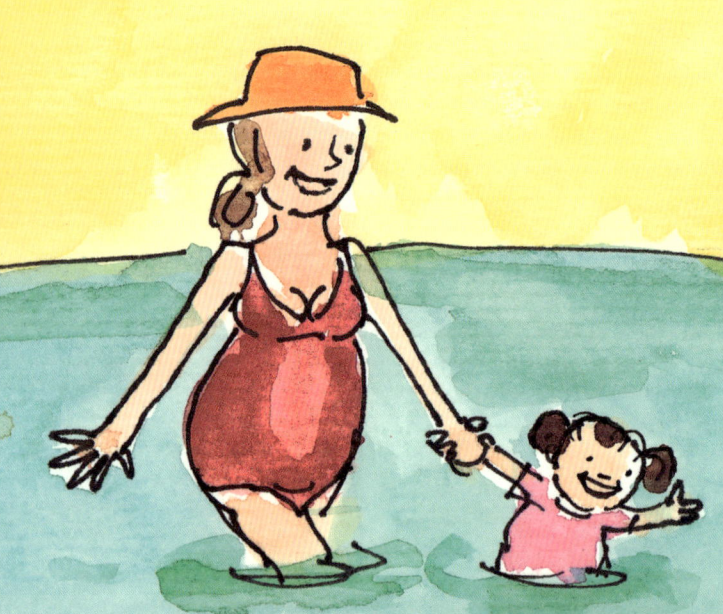
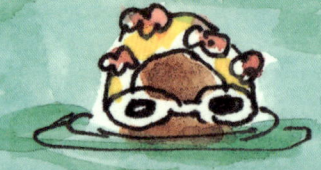

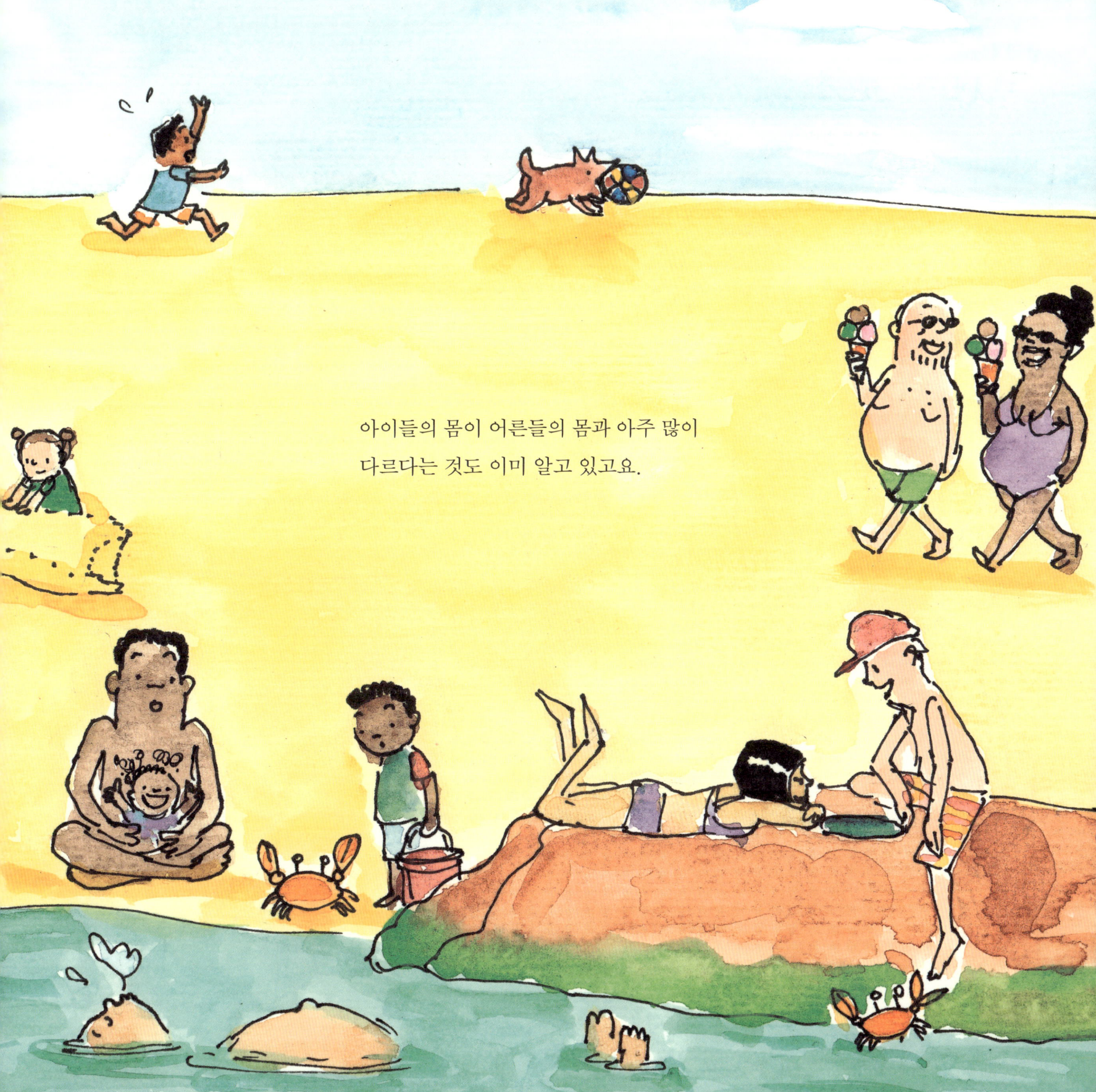

아이들의 몸이 어른들의 몸과 아주 많이 다르다는 것도 이미 알고 있고요.

남자아이와 여자아이는 대체로 여덟 살에서 열두 살쯤에
몸에 변화가 오기 시작해요. 이때를 사춘기라고 하지요.

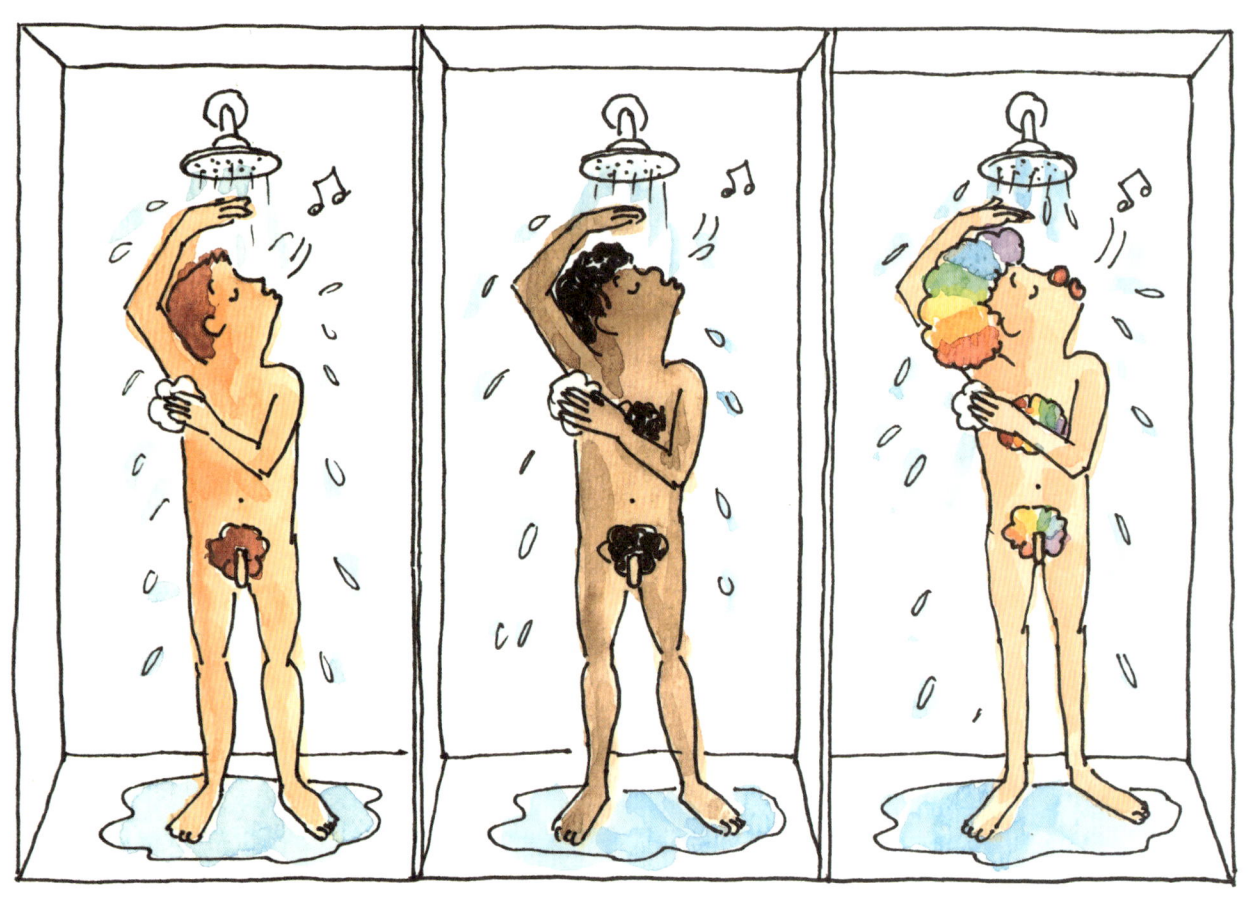

대개 남자아이는 열두 살 무렵에 사춘기가 시작돼요.
이즈음 목소리가 더 굵어지고 얼굴, 가슴과 겨드랑이
그리고 음낭과 음경 주변에 털이 나기 시작해요.

남자아이의 음경이 더 커지고
고환도 더 커져요.

고환을 기억하고 있죠?
여전히 달랑달랑 매달려 있지만,
이제 곧 중요한 일을 하게 될 거예요.
바로 정자를 만드는 일이에요.

정자는 아주 작아서 현미경으로만
볼 수 있어요. 꿈틀대는 꼬리가 있는
정자는 조그만 올챙이와 아주 비슷해요.
정자는 정액이라고 하는 흰 액체 안에서
고환 속을 헤엄쳐 다녀요.

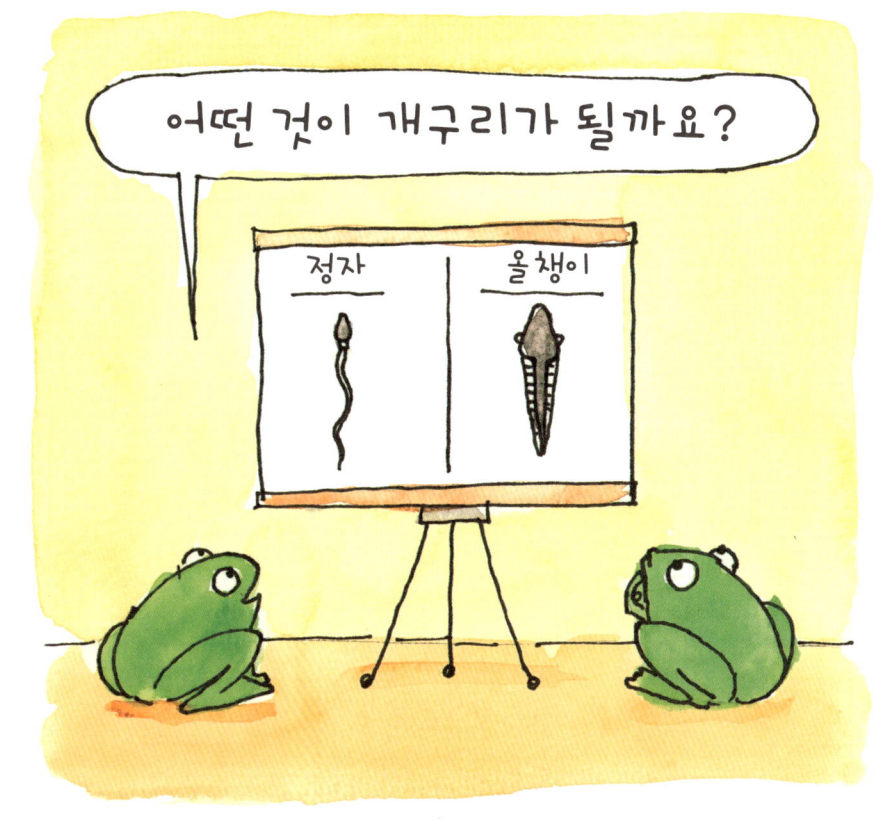

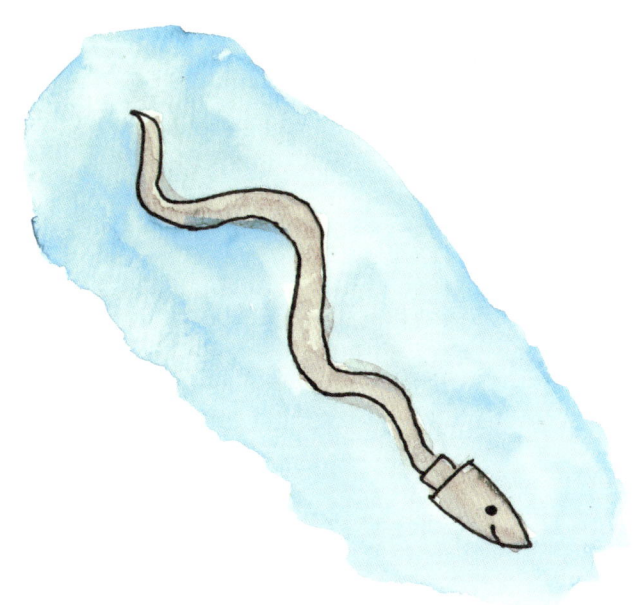

고환은 날마다 몇 백만 개의 정자를 만들어요.
하지만 아기를 만드는 데 필요한 정자는 딱
한 개뿐이에요.

사춘기가 시작되는 열 살에서 열한 살 즈음에
여자아이의 몸은 여자 어른의 몸으로 변하기 시작해요.

사춘기 동안에 여자아이의 겨드랑이 아래와 음부 위와
주변에는 털이 나기 시작하지요. 엉덩이도 더 넓어지고,
가슴은 더 커지고요.

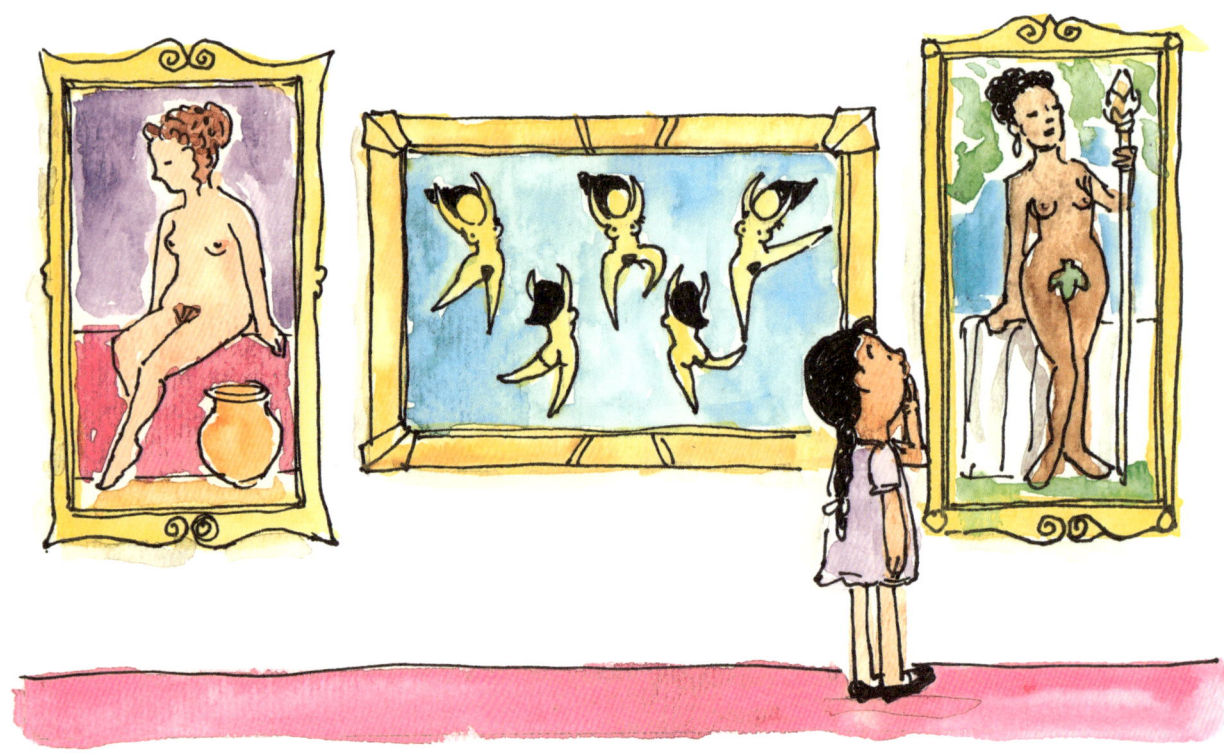

여자아이의 몸 안에는 자궁이라고 하는 주머니가 있어요.
자궁의 양쪽 옆에는 둥근 난소가 두 개 있지요. 나팔관이라고 하는
관이 난소들과 자궁을 연결하고 있어요.

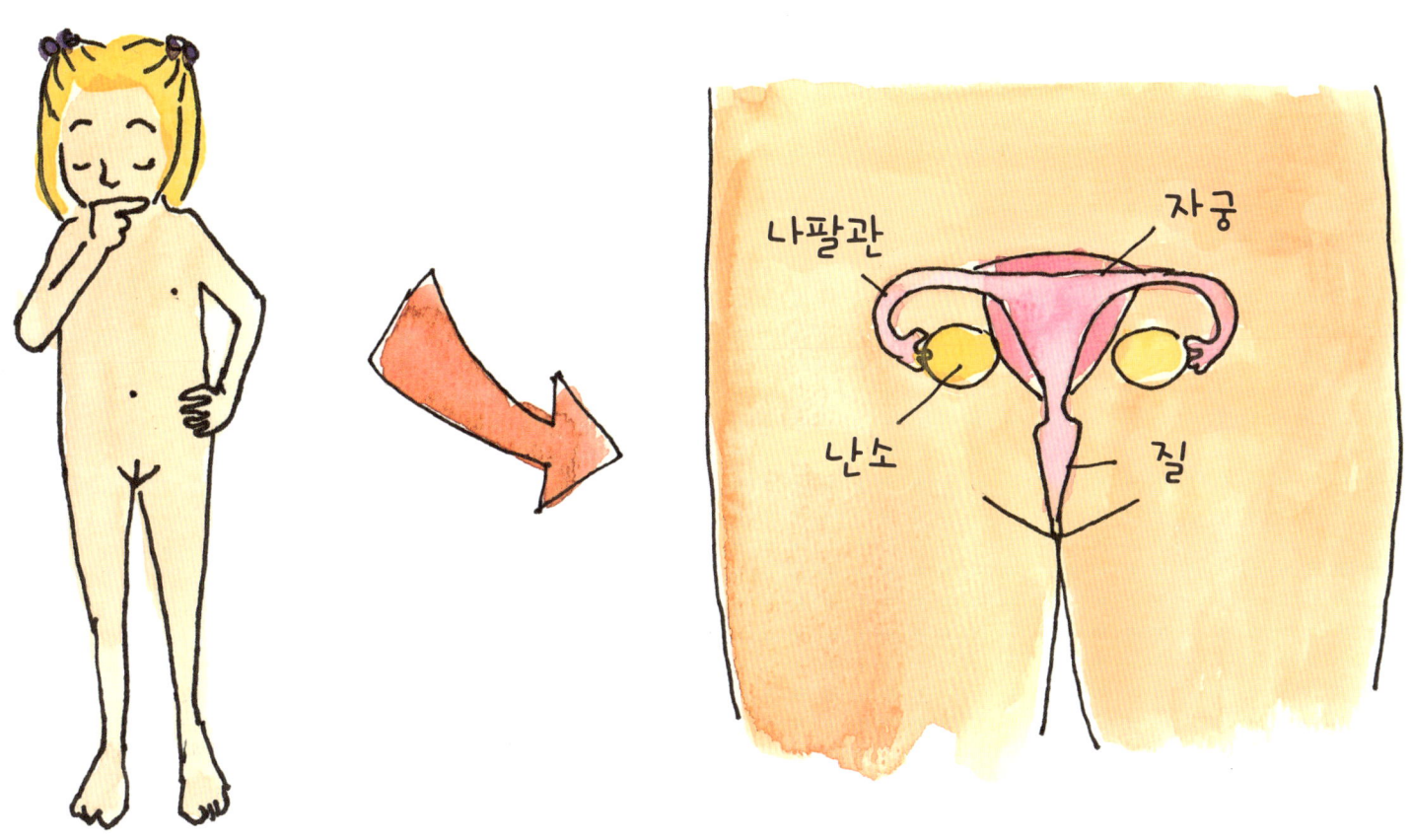

난소에는 모래알 크기의 조그만 알들이 들어 있어요.
아기를 만들려면 이 알들 가운데 딱 한 개만 필요해요.

여자아이가 사춘기를 겪고 나면, 난소는 약 한 달마다 난자를 하나씩 밖으로 내보내요. 정자가 나팔관에 있는지 확인하려고 난자가 한쪽 나팔관 아래로 내려가는 거예요.

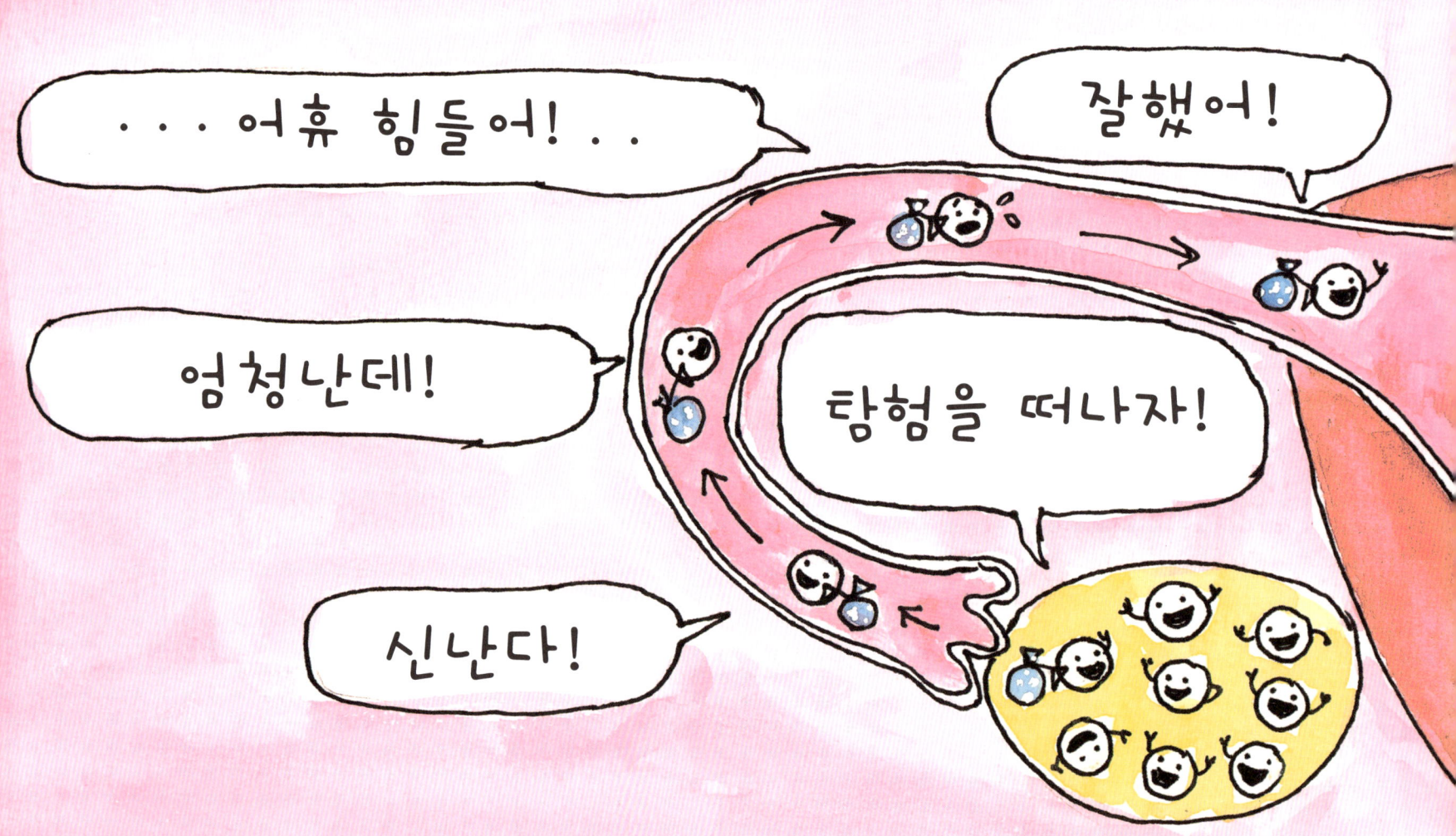

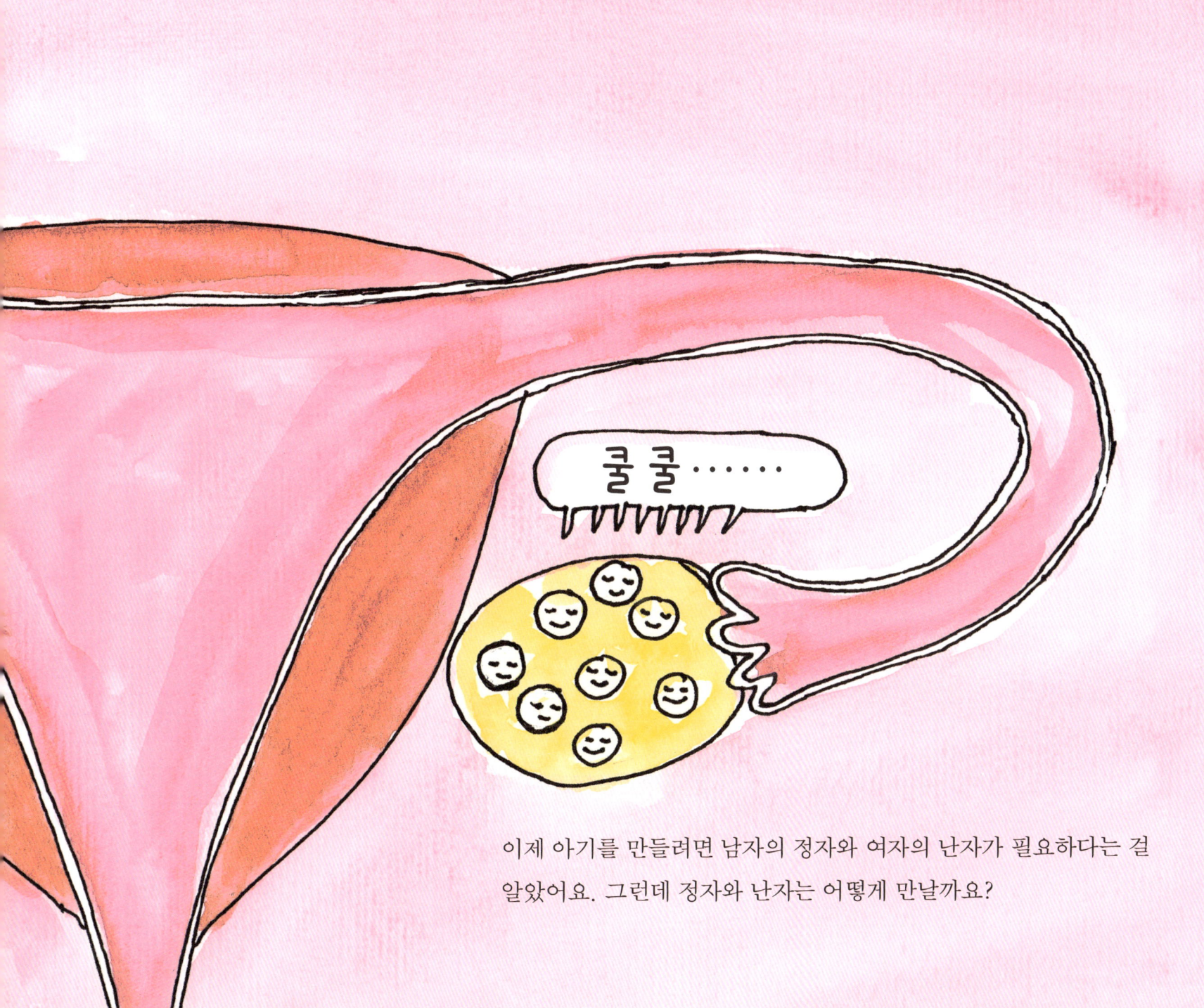

이제 아기를 만들려면 남자의 정자와 여자의 난자가 필요하다는 걸 알았어요. 그런데 정자와 난자는 어떻게 만날까요?

아기 만들기

난자와 정자가 만나려면, 남자와 여자가 서로 함께해야 해요.
두 사람은 합치기 위해 옷을 벗으면서 키스를 하고 서로를 어루만지며
시작해요. 이때 어른들은 흥분하고 특별한 기분을 느껴요.
곧이어 여자의 질이 촉촉해지고 남자의 음경이 딱딱해져요.
남자아이의 음경이 꼿꼿해지는 것과 비슷하지만 기분은 아주 달라요.

남자가 음경을 여자의 질 안으로 밀어 넣어요.
마치 퍼즐 조각처럼 두 사람의 몸이 서로 맞춰져요.

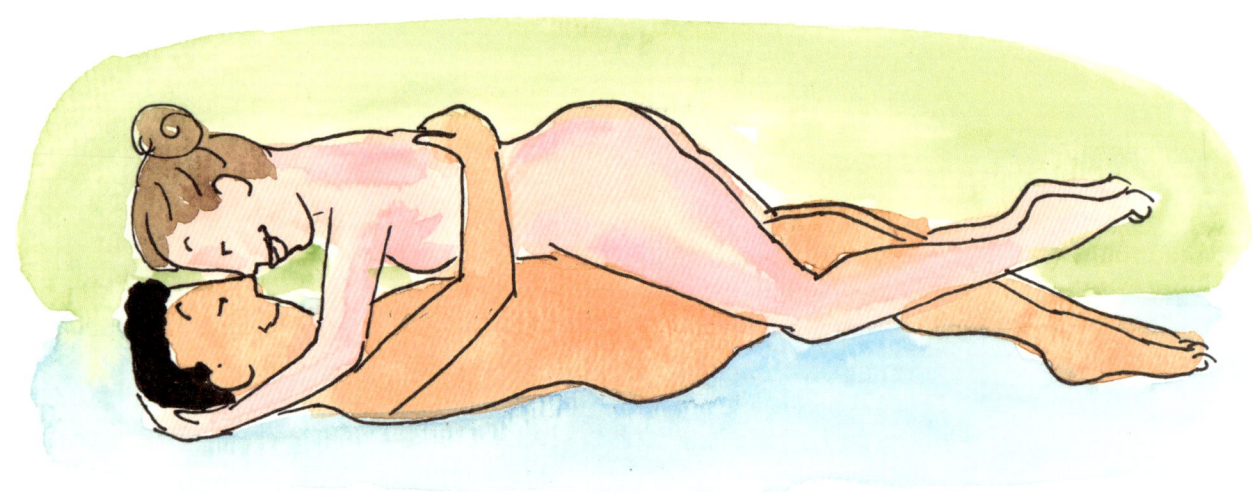

이것이 바로 서로 사랑을 나눈다고 하는 행동이에요.

남자가 자신의 음경을 여자의 몸에 밀어 넣어요. 그러면 남자와 여자는 모두 설레고 흥분하며, 아주 사랑하는 감정을 느껴요.

그 느낌이 점점 더 강해지고, 남자가 더 빨리 움직이면······

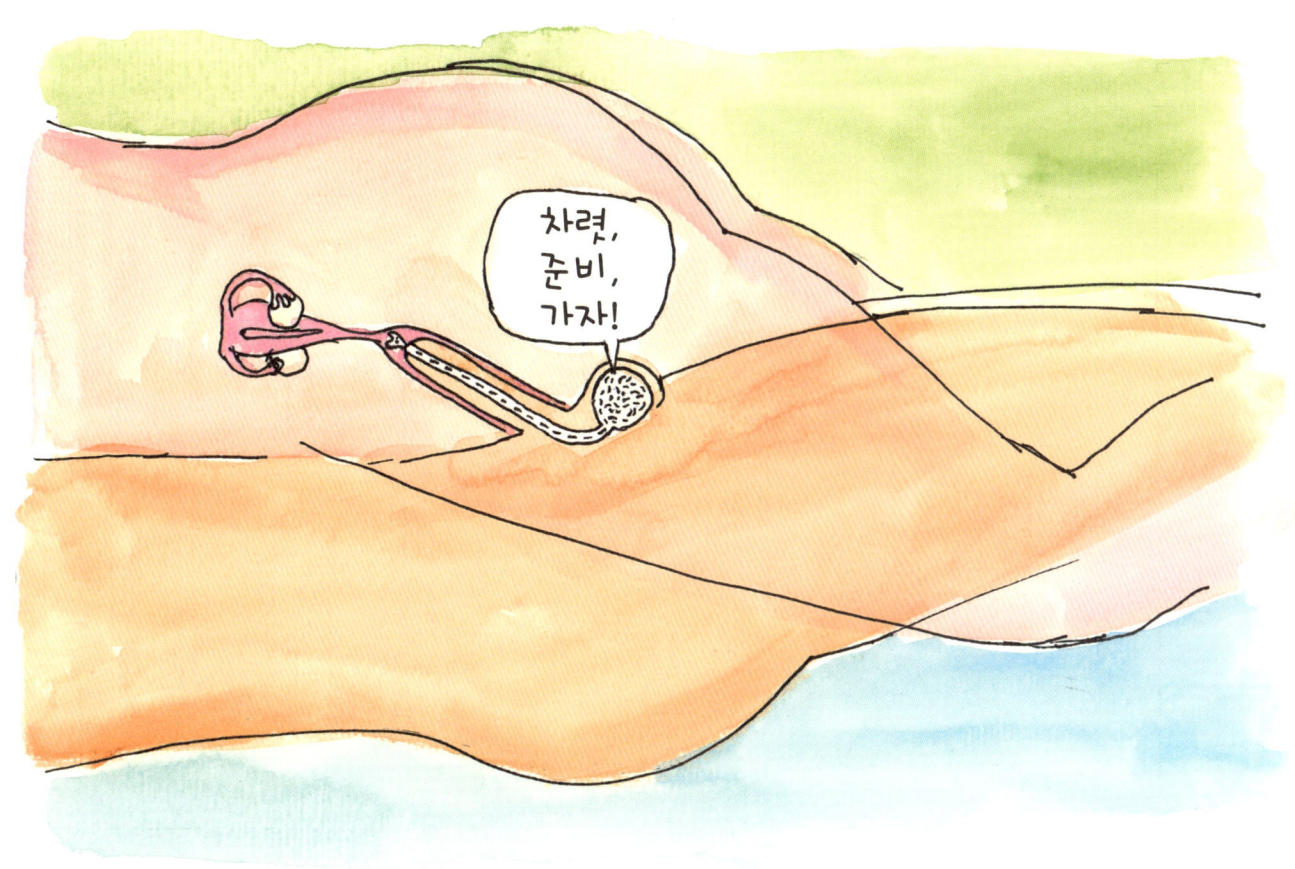

마침내 고환에 있던 정자들이 음경에서 솟아오르며 여자의 나팔관으로 들어가요.

정자와 난자가 만났어요

이제 난자를 찾는 건 정자에게 달렸어요! 몇 백만 개의 정자가 있지만, 아기를 만드는 데는 딱 한 개의 정자만 필요하거든요. 경주 시작!

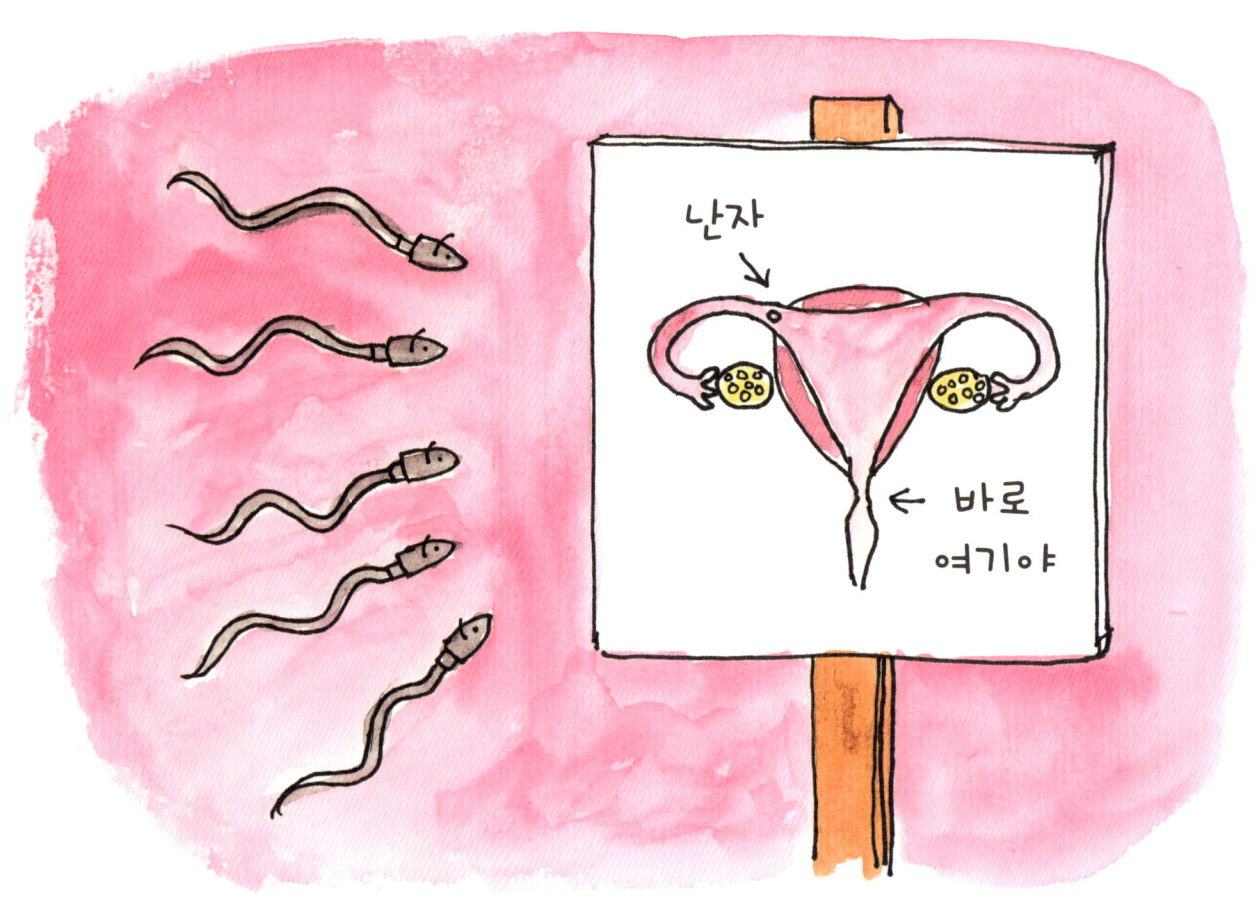

자궁을 지나 나팔관까지 가는 길은 아주 멀어요.
많은 정자들이 여행을 끝내지 못하지요.
하지만 힘차게 헤엄쳐 온 정자가 마침내 난자와
만나면, 둘은 서로 꼭 붙어 있기로 결심해요.

정말이에요! 정자와 난자는 떼어 놓을 수가 없어요.
정자가 난자와 합치면 수정이 일어나고,
둘이 함께 배아를 만들거든요.

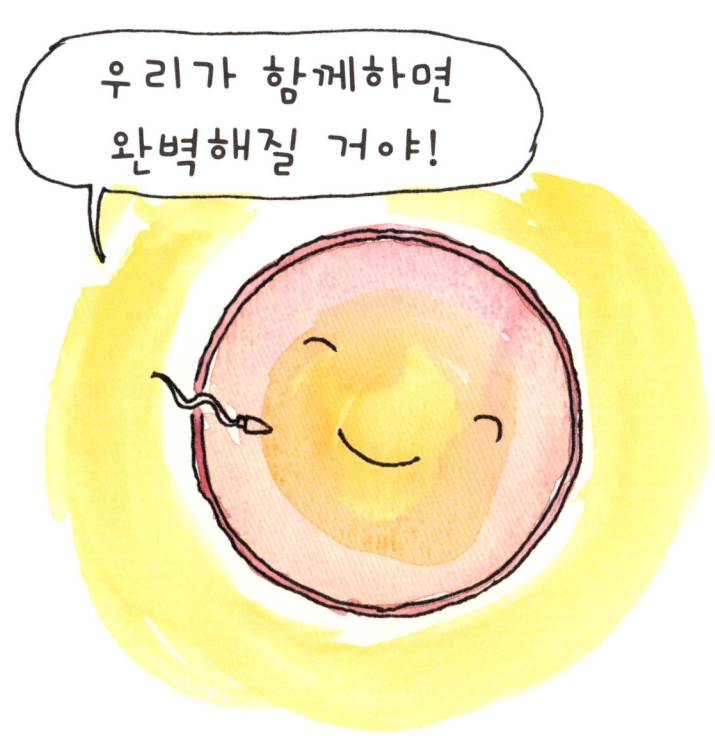

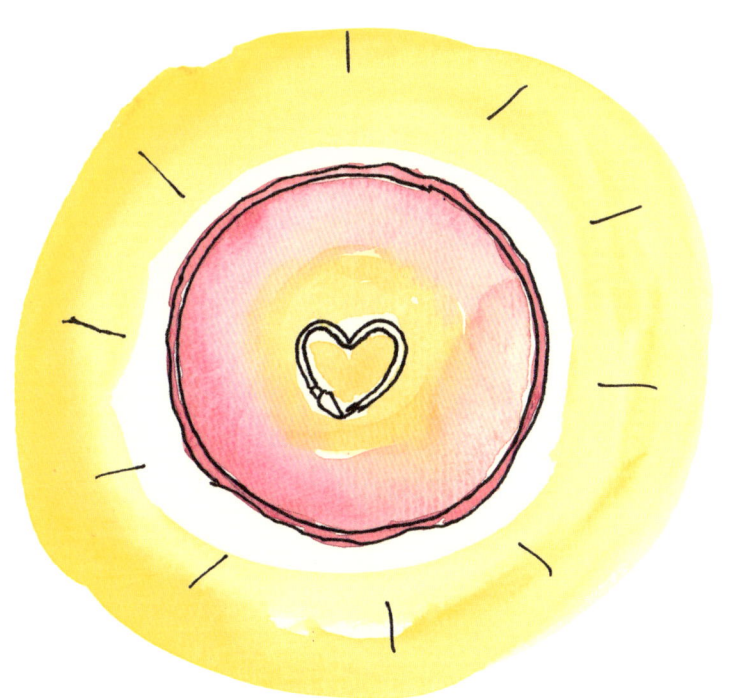

배아는 자궁 안의 따뜻하고 물기가 많은 곳을
찾아서 자리를 잡고 자라요.

드디어 하나의 난자와 하나의 정자에서
아기가 자라기 시작해요.

하나의 난자와 하나의 정자가 만나서 합쳐지면 아기가 만들어진다는 걸 알았어요. 하지만 때로는 둘 또는 더 많은 아기가 만들어질 수도 있다는 걸 알고 있나요?

수정된 난자가 반으로 쪼개지며 두 개의 배아가 만들어지면 아기는 둘이 돼요. 이런 경우 일란성 쌍둥이라고 해요. 일란성 쌍둥이는 항상 성별이 같아서 남자아이만 둘이거나 여자아이만 둘이 돼요. 그들은 생김새도 거의 같아요. 난자가 더 많이 쪼개지면, 더 많은 아기가 될 수 있어요.

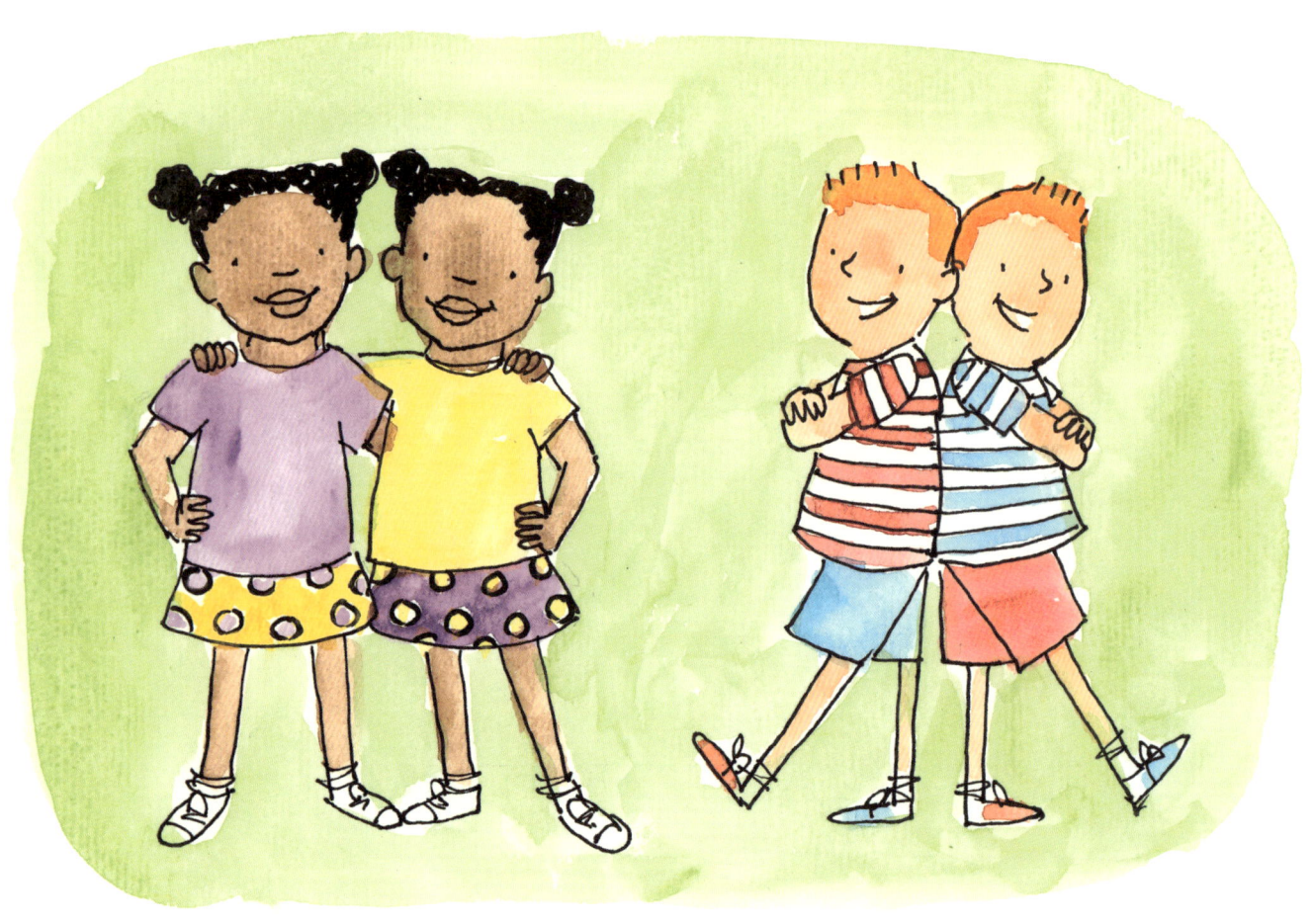

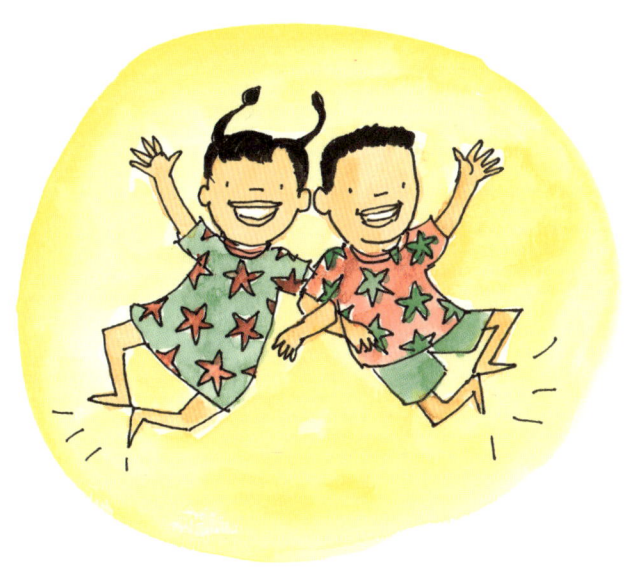

때로는 여성의 난소가 한 개 이상의 난자를 내보낼 때가 있어요.
두 개의 난자가 두 개의 정자와 만나면, 두 개의 배아가
만들어져요. 이런 경우에는 이란성 쌍둥이가 돼요.
이란성 쌍둥이는 성별이 같을 경우도 있고 남자 아기와
여자 아기가 될 경우도 있어요. 둘의 생김새도 꼭 닮지는 않아요.

한 자궁 안에 한 명 이상의 아기가
태어나는 일을 다태라고 해요.
다태의 가장 흔한 보기가 쌍둥이예요.
보기 드물지만 두 명 이상의
아기들이 태어날 때도 있어요.
최고 기록은 여덟 명이라고 해요!

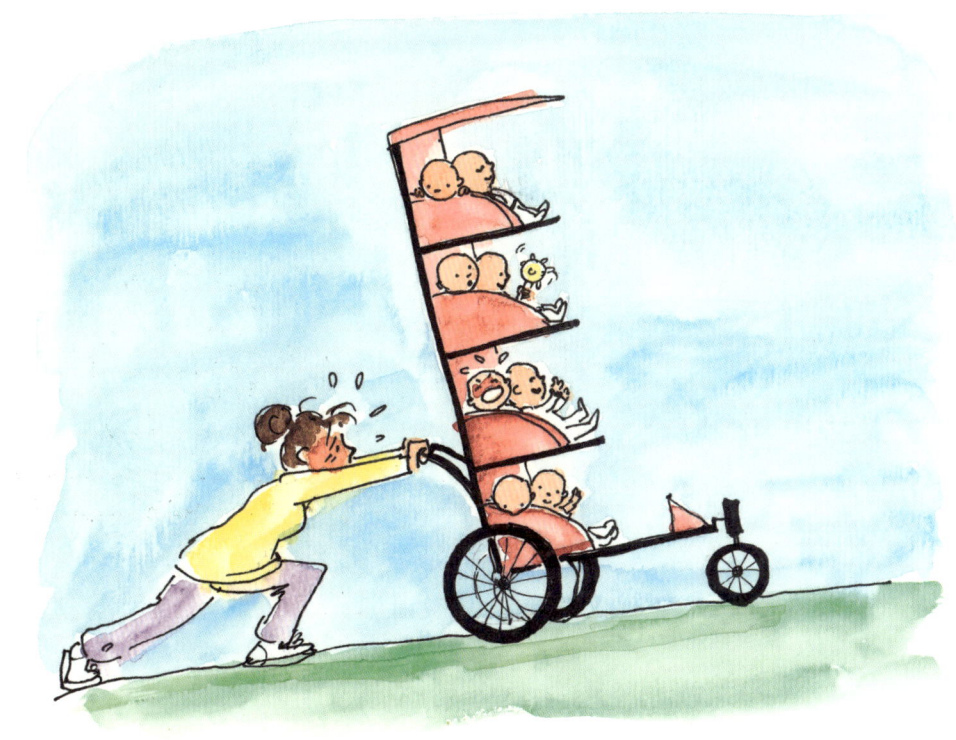

아기를 원하는데도 아기를 만들 수 없는 사람들이 있어요.
아버지의 정자가 난자를 찾아갈 만큼 강하지 않거나, 어머니의
난자가 나팔관으로 내려가지 못할 때가 있거든요. 이런 사람들은
의사의 도움이 필요해요. 바로 체외 수정이라는 도움이에요.

체외 수정 시술 의사가 어머니한테 난자 하나를 아버지에게는
정자를 채취해요. 그런 다음 난자와 정자가 서로를 찾을 수 있게
작은 특수 유리 접시에서 합쳐요.

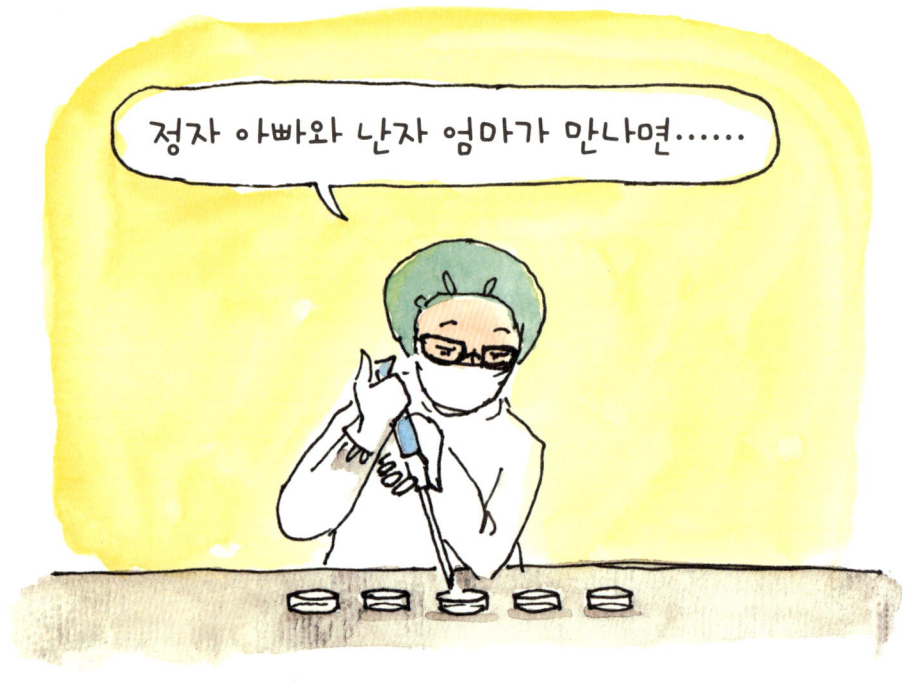

난자와 정자가 배아를 만들면, 어머니는 병원에 가요.
체외 수정 시술 의사가 그것을 어머니의 자궁에 들어가게 해요.
다른 아기들처럼 배아는 자라기 시작하지요.

어머니의 난자에 문제가 있어서 아기를 만들 수 없을 때가 있어요.

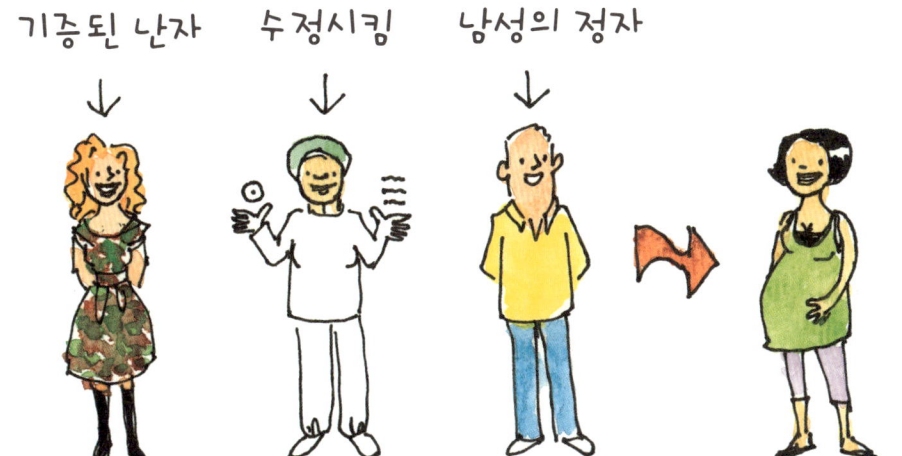

체외 수정 시술 의사가 배아를 만들기 위해서 다른 여성이 기증한 난자를 이용해서 아버지의 정자와 그 난자를 수정시켜요. 그런 다음 배아를 어머니의 자궁에 들어가게 해서 그곳에서 자라게 하지요.

기증된 정자를 통해서 어머니가 임신하게 되는 경우도 있어요. 아버지가 아닌 남성이 정자를 제공해요. 그러면 의사가 여성의 질 안에 그 정자를 놓아요.

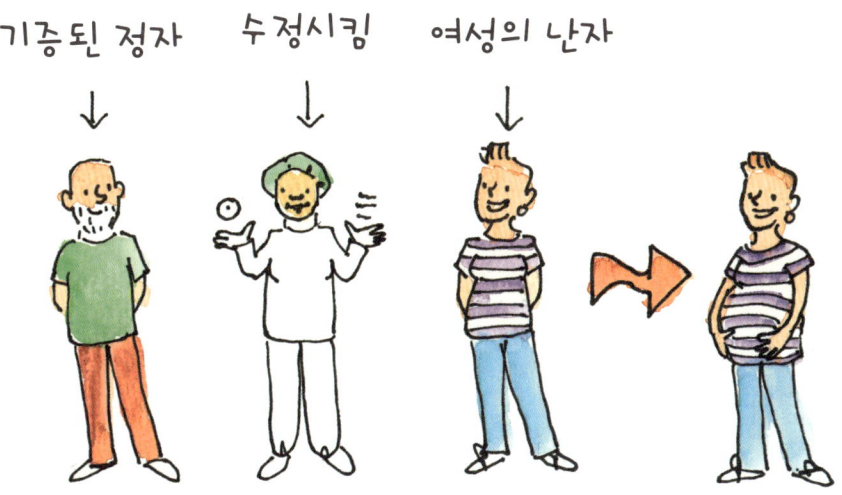

아기는 어떻게 자랄까요

수정된 난자는 하룻밤에 아기가 되는 게 아니에요. 아기가 태어날 만큼 크고 강하게 자라는 데는 아홉 달 이상 오랜 시간이 걸려요.

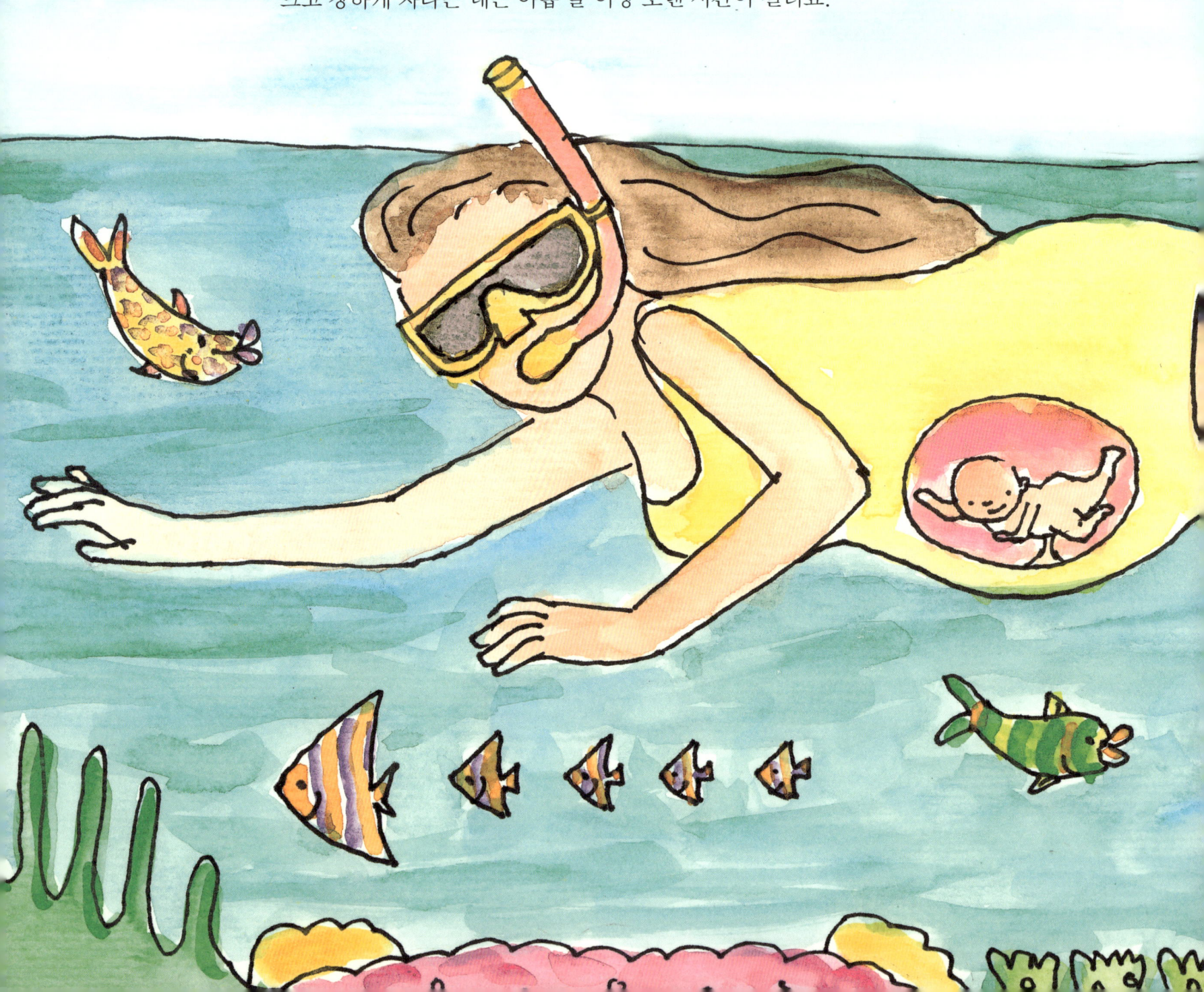

자궁 안의 배아는 태반과 연결되어 있어요. 태반은 배아가 아기로 자라는 데 필요한 모든 것을 공급해요. 양막 주머니가 태반과 아기를 감싸고 있어요. 이 주머니에는 양수라고 하는 액체가 가득 차 있어요. 아기는 그 안에서 안전하게 둥둥 떠다니며 자라요.

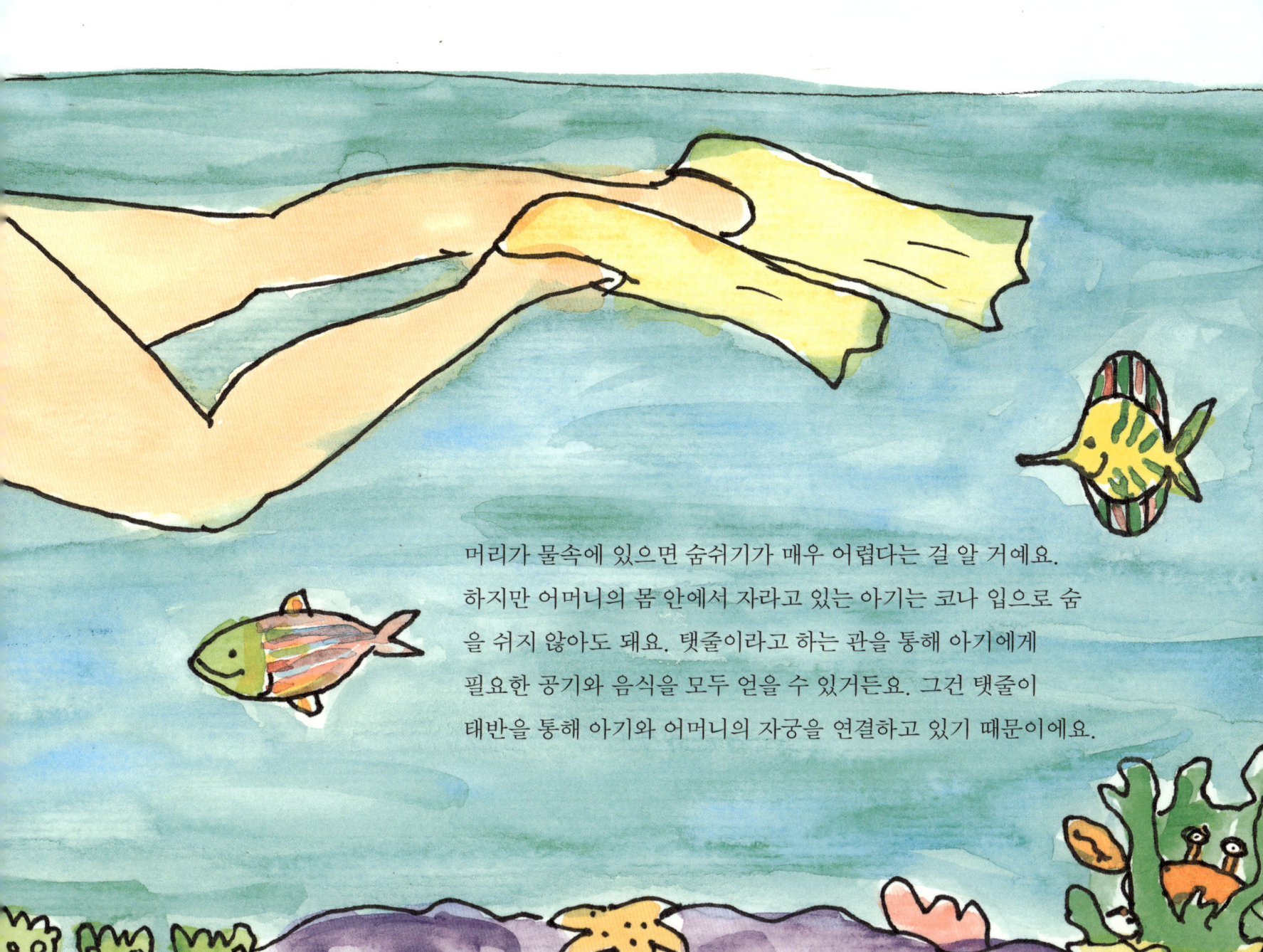

머리가 물속에 있으면 숨쉬기가 매우 어렵다는 걸 알 거예요. 하지만 어머니의 몸 안에서 자라고 있는 아기는 코나 입으로 숨을 쉬지 않아도 돼요. 탯줄이라고 하는 관을 통해 아기에게 필요한 공기와 음식을 모두 얻을 수 있거든요. 그건 탯줄이 태반을 통해 아기와 어머니의 자궁을 연결하고 있기 때문이에요.

아홉 달 동안 아기는 아주 많이 변해요.

한 달이 지나면 아기는 사과 씨만 해져요.

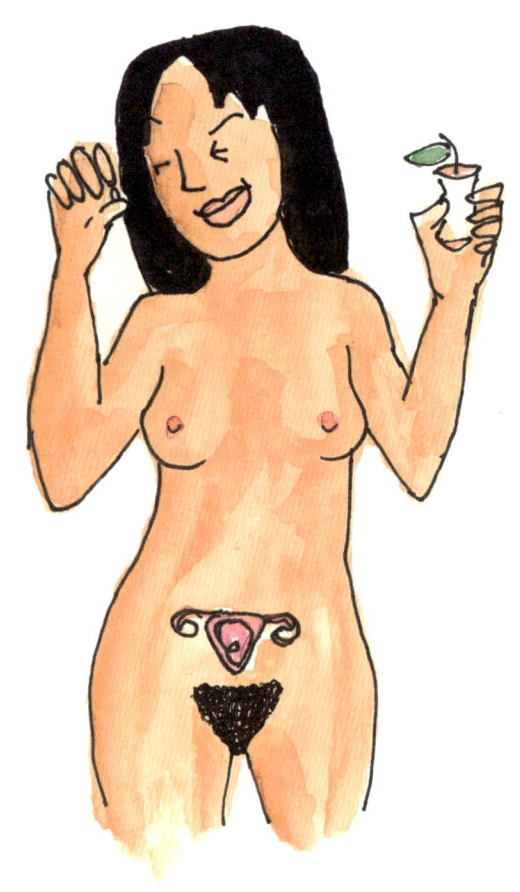

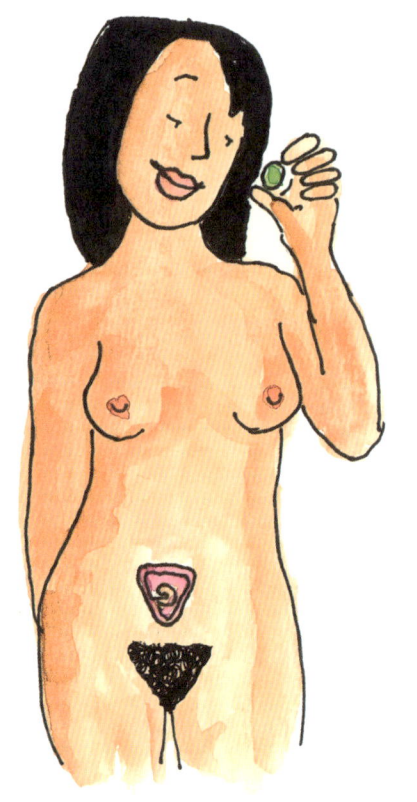

두 달이 지나면 아기는 외계인처럼 보이지만, 포도 알만큼 커져요. 머리가 크고 심장이 뛰며 손과 발에는 오리발처럼 물갈퀴가 있어요.

세 달이 지나면 아기는 자두 크기만 해져요.
이즈음 아기는 훨씬 더 사람처럼 보이기 시작해요.
팔과 다리 그리고 아주 작지만 얼굴까지 있어요!

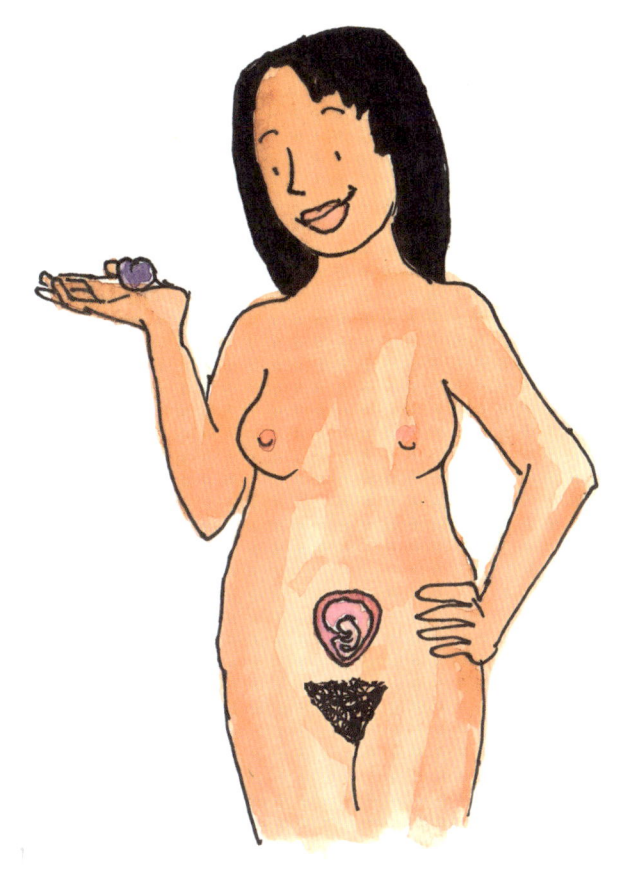

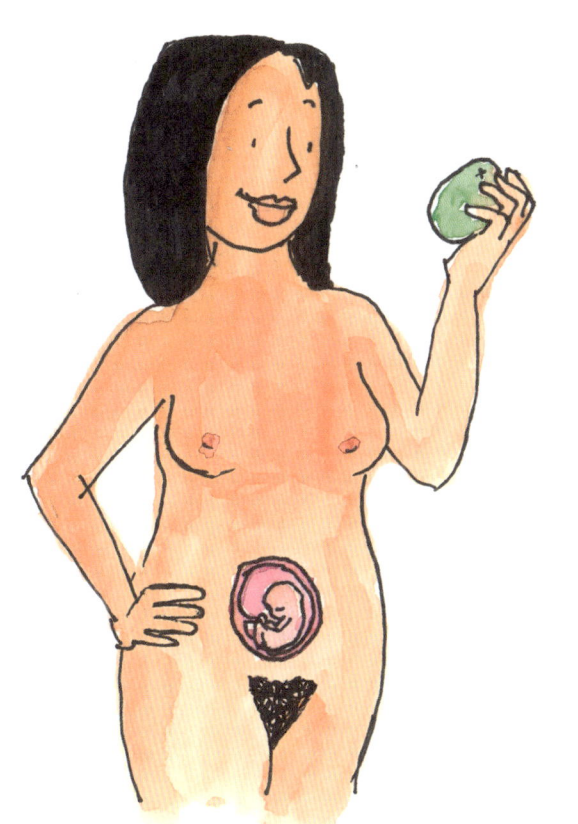

네 달이 지나면 아기는 아보카도만큼 커져요.
속눈썹, 눈썹과 손톱이 생기고, 엄지손가락도 빨 수 있게 되지요!

다섯 달이 지나면 아기는 크기가 망고만 해져요.
아기는 뇌가 점점 자라고, 더 많이 움직이며
심지어 밖에서 나는 소리도 들을 수 있어요.

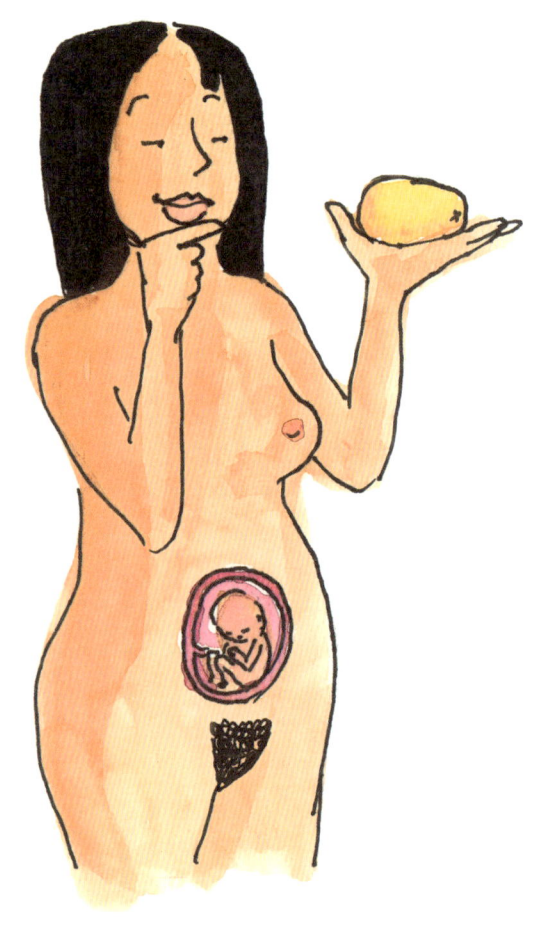

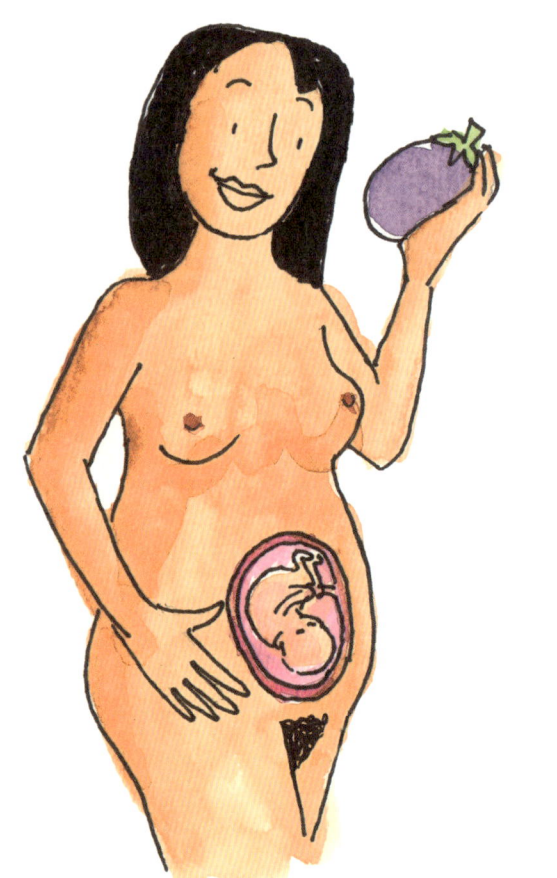

여섯 달이 지나면 아기는 가지만큼 커지고 훨씬 더
강해져요. 건강을 지켜 주는 면역 체계가 발달하고
손으로 잡는 힘도 강해져요. 또한 발길질도 많이 하지요.

일곱 달이 지나면 아기는 작은 호박만 한 크기가 돼요.
아기는 볼 수 있고, 뼈는 더 강해지며 심지어
딸꾹질까지 해요!

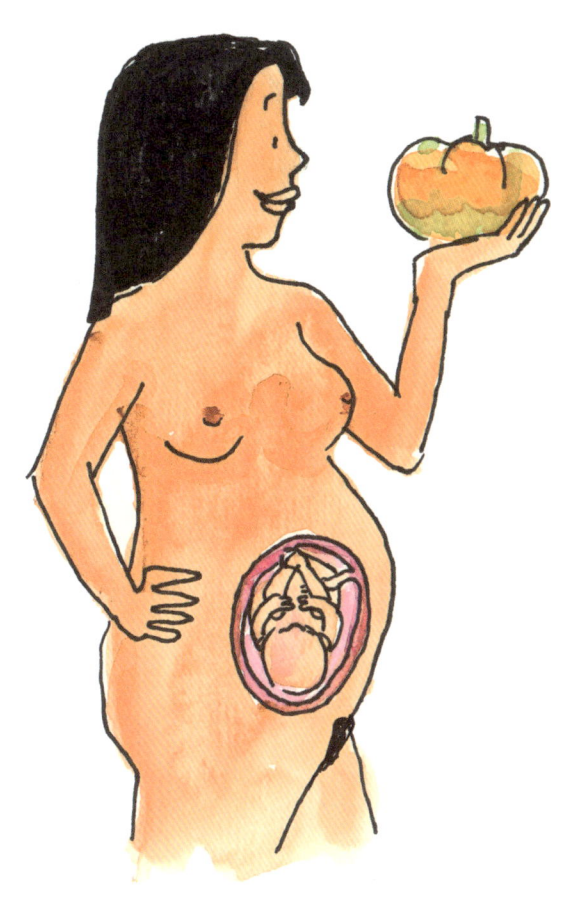

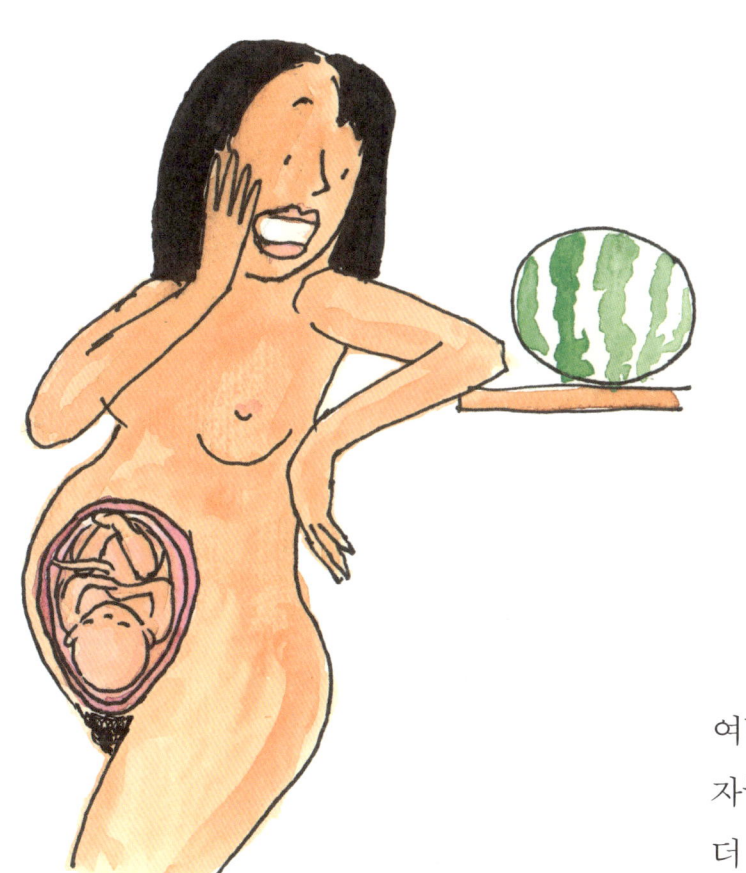

여덟 달이 지나면 아기는 크기가 작은 수박만 해져요.
자궁 안의 상태는 한결 물컹물컹해져요. 아기는 잠을
더 많이 자고, 살짝살짝 발을 차고 꿈틀거리기도 해요.

아기가 태어나요

아홉 달이 지나고 아주 많이 큰 아기는 태어날 준비를 해요.
이즈음에 아기가 거꾸로 돌아서 머리가 자궁 아래를 향하게 돼요.
자궁의 근육이 수축하며 움직이기 시작해요.
그래서 어머니는 배가 몹시 아파요. 이 증상을 진통이라고 하는데,
바로 아기가 태어날 준비를 한다는 첫 번째 표시예요.

진통은 점점 더 세지고 그 간격이 점점 더 짧아져요.
이때가 바로 병원에 가거나 조산사를 불러야 할 때예요.

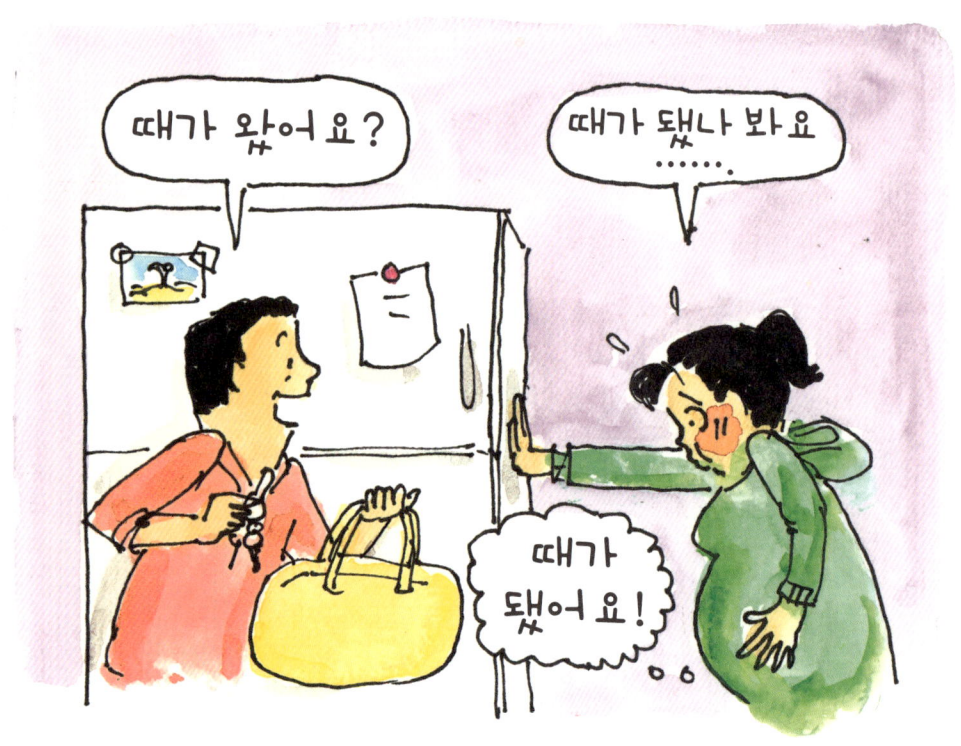

어머니가 진통을 할 때마다, 아기는
질의 열린 구멍을 향해 점점 더 가까이
밀려가게 돼요.

어머니가 강한 충동을 느끼고 힘껏 밀어내면,
아기는 거의 다 태어난 거라고 할 수 있어요.
아기의 정수리가 보이지요! 이즈음이면
어머니는 몹시 지치고 힘들지만,
마지막으로 한 번 더 힘껏 힘을 주고……

드디어 갓난아기가 세상 밖으로 나와요!

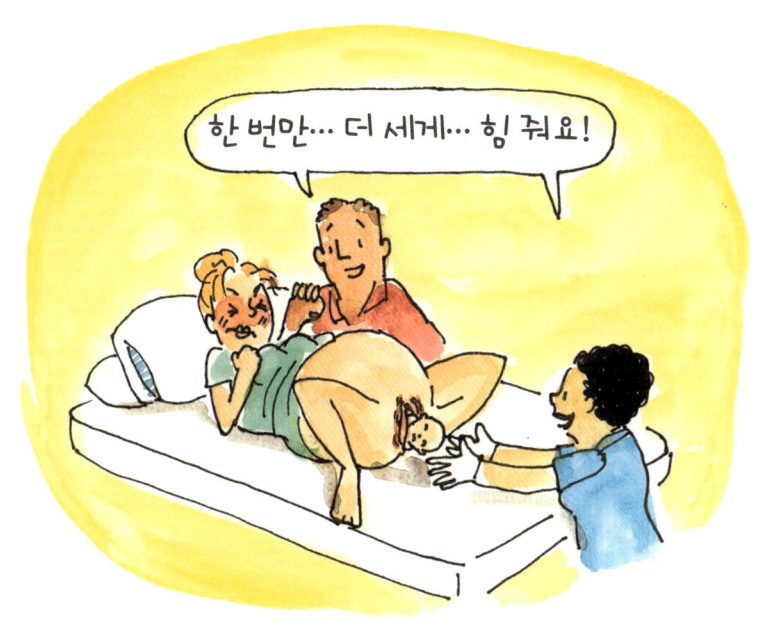

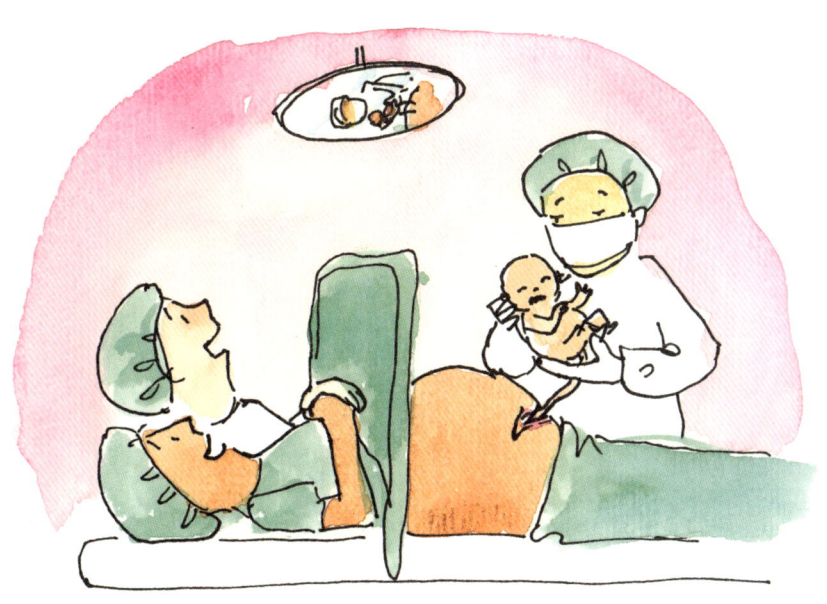

때로는 어머니가 질을 통해 아기를 낳을 수
없을 때가 있어요. 그러면 특별한 수술을
해야 해요. 의사가 수술 때문에 아프지 않게
어머니에게 약을 투여해요.
그런 다음 어머니의 배를 가르고 자궁을
지나 아기를 밖으로 꺼내요. 이런 방법을
제왕절개 출산이라고 해요.

아기는 태어나서, 가장 먼저 어떤 말을 할까요?

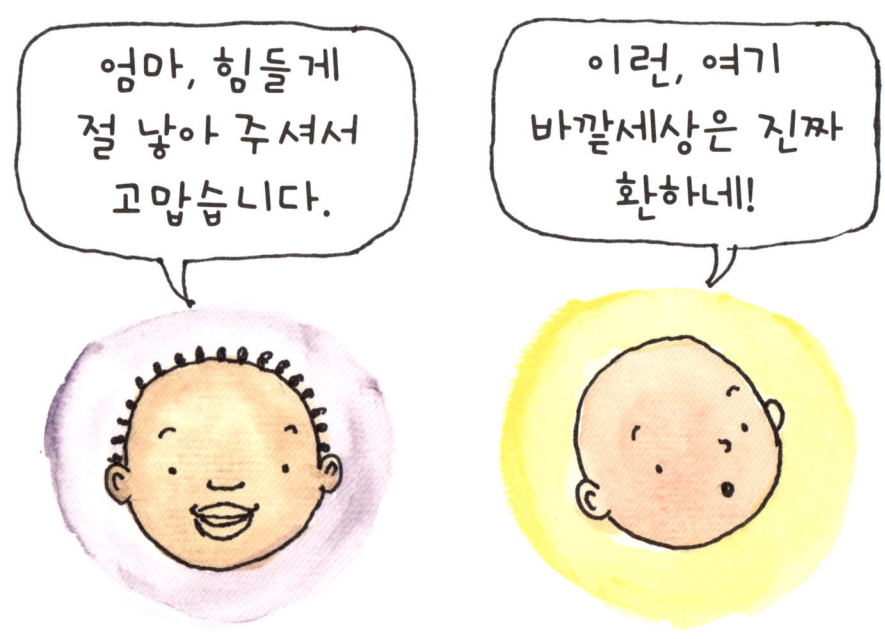

아기는 말을 못하지만, 곧바로 울 수는 있어요!

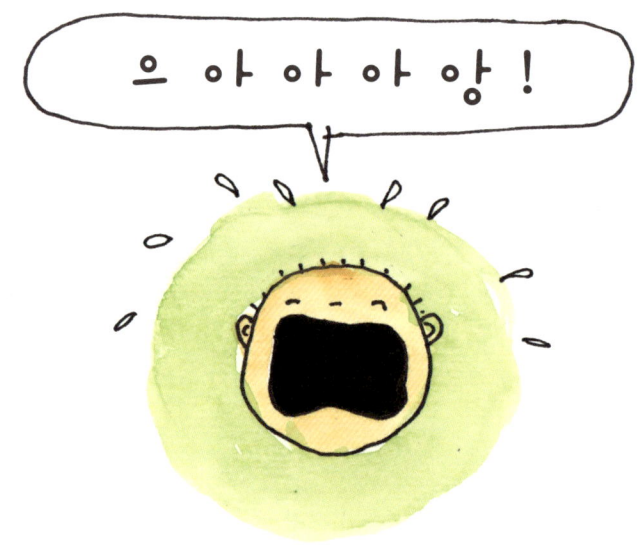

대부분의 아기들은 가슴에 공기를 채우기 위해 큰 소리로 외쳐요.
아기들이 바깥에서 이렇게 숨을 쉬어 본 적이 한 번도 없다는 사실을
절대 잊지 말아요. 또한 캄캄하고 편안한 곳에서 크고 환한 방으로
갑작스레 밀려 나와서 좀 놀랐을지도 몰라요.
그것도 자신을 빤히 쳐다보는 낯선 사람들로 가득한 방에 말예요.

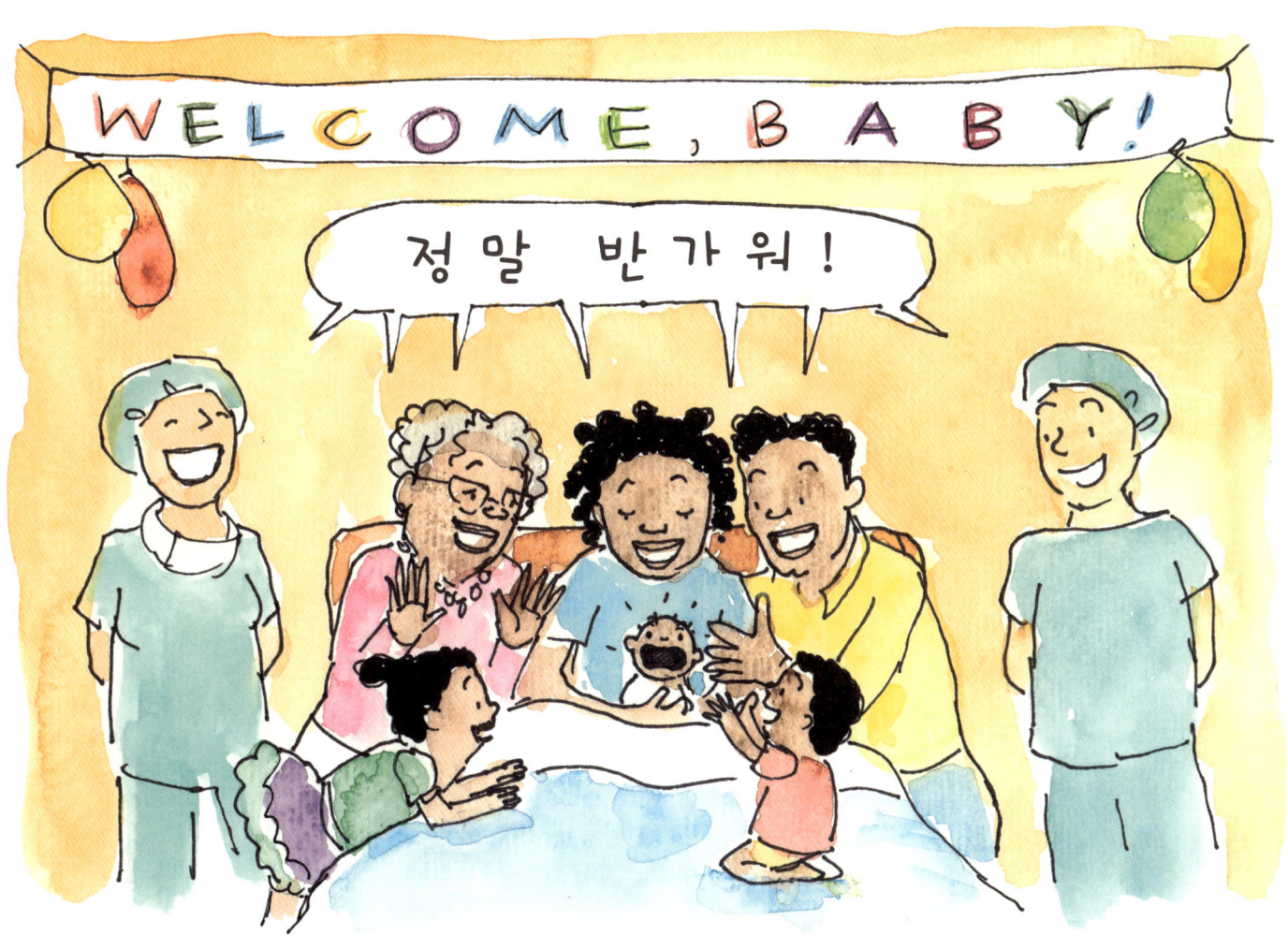

아기는 숨 쉬는 걸 알게 되겠지만, 여전히 탯줄에 의해 어머니의 태반에 붙어 있어요. 탯줄은 잘라 내야 하는데, 조금도 아프지 않으니까 걱정하지 않아도 돼요!

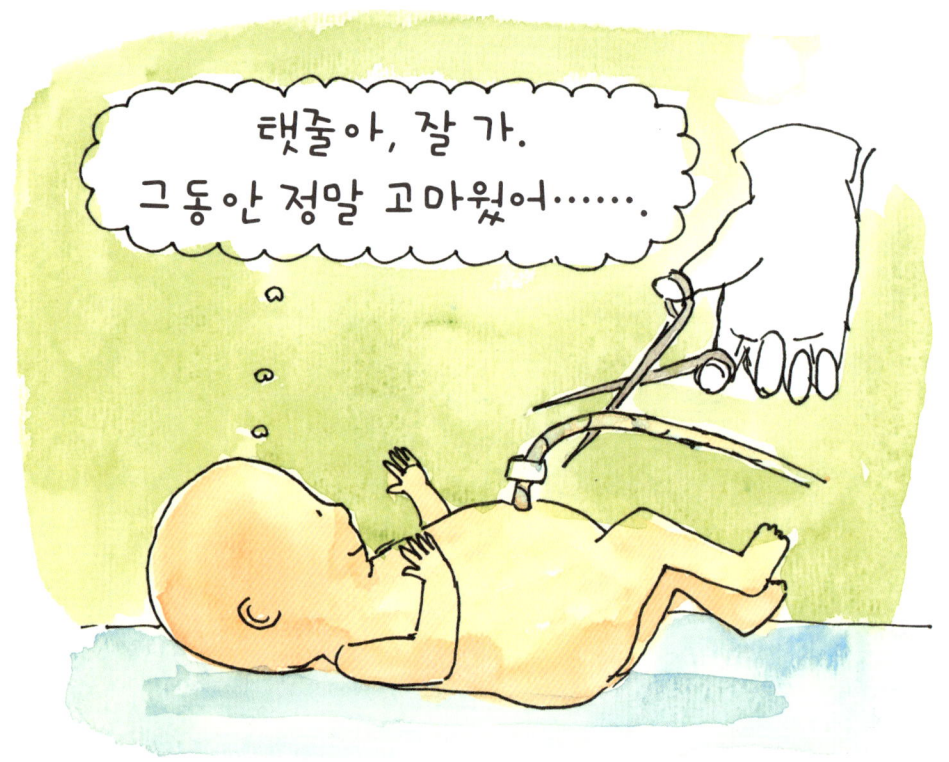

탯줄을 잘라 내도 아기의 배에는 탯줄이 조금 남아 있어요. 의사나 조산사가 탯줄을 말리기 위해 그 위에 집게 같은 걸 꽂아 놓아요. 며칠이 지나면 탯줄 조각은 쪼그라들어 떨어지지요. 그러고 나면 아기에게는 평생 함께할 무언가가 남는데…….

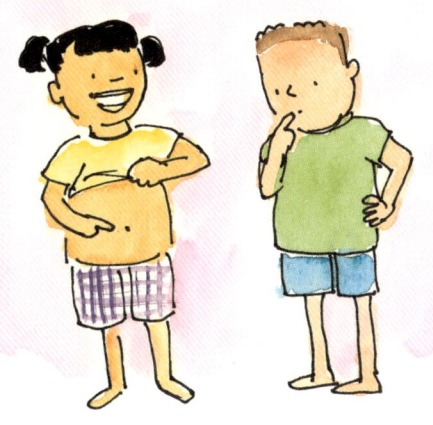

"사람들이 나한테 아빠 눈을 닮았다고 하는데 이건 엄마한테 받은 게 분명해……."

그건 바로 배꼽이에요!

다음에 배꼽을 보면, 그게 없었다면 이 세상에 태어날 수 없다는 걸 꼭 명심해요!

어떤 아기들은 아주 일찍 태어나요. 아직은 자궁 바깥에서 살 준비가 안 됐는데도 말이죠. 그런 아기들을 미숙아라고 해요. 이 아기들은 집에 가도 될 만큼 크고 강해질 때까지 병원에서 지내야 해요.

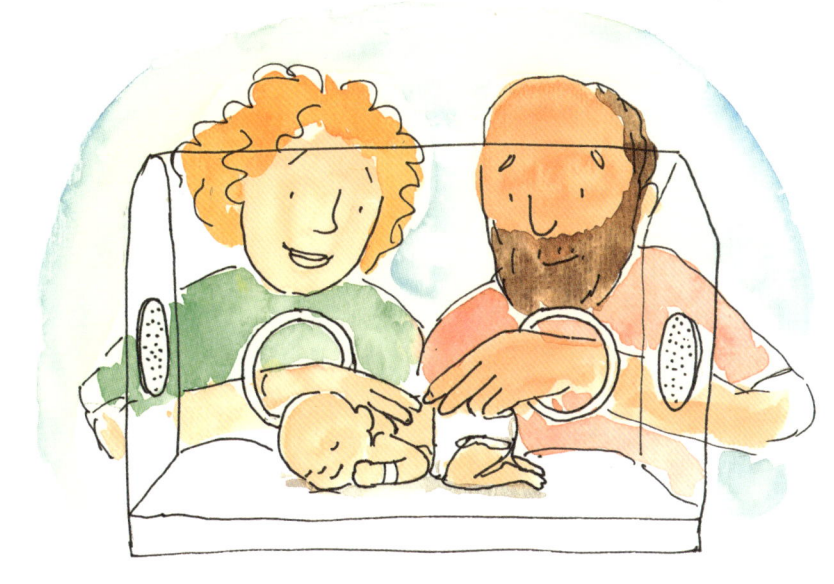

아기는 무엇을 먹나요

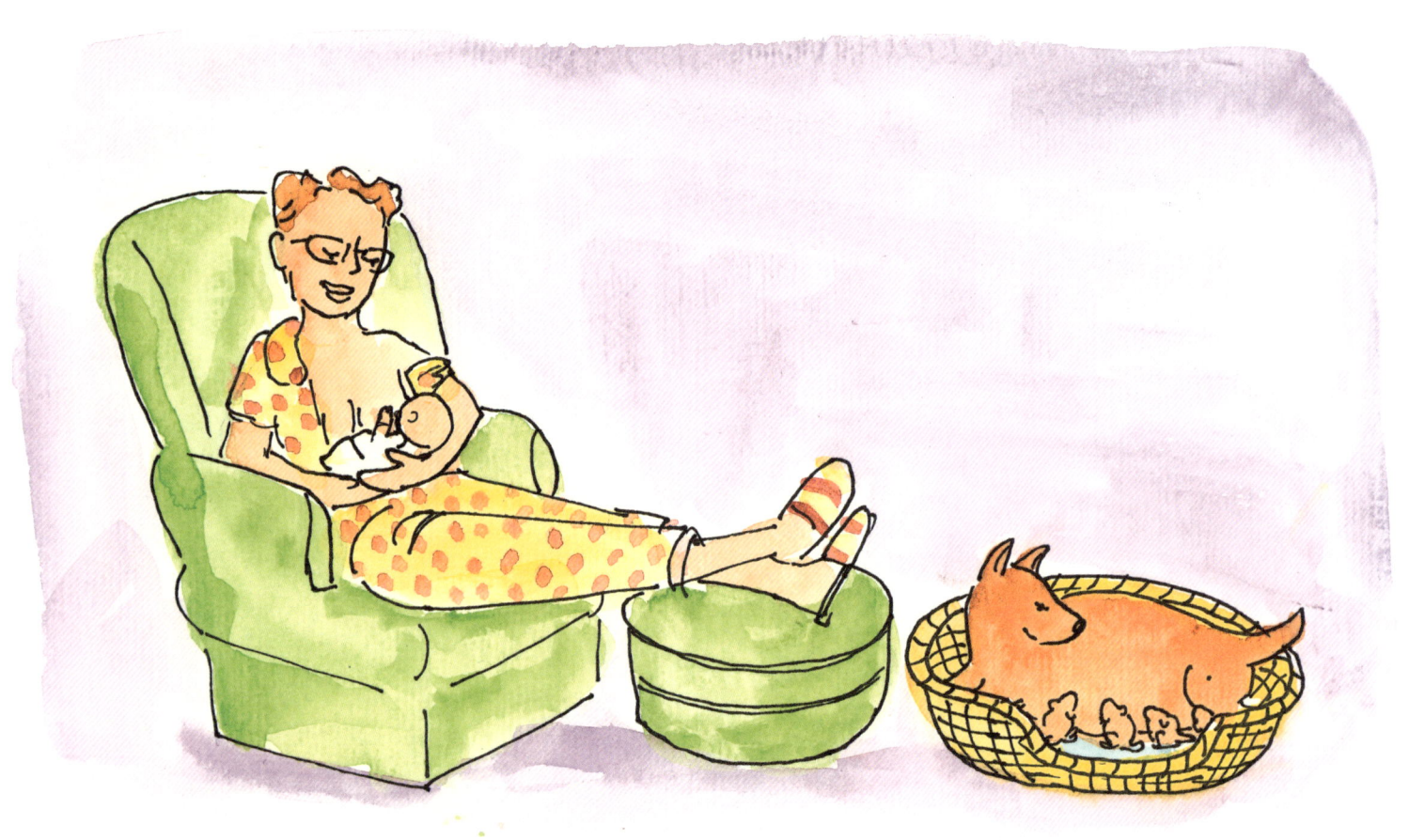

아기가 어머니 자궁 안에 있을 때는 탯줄이 아기에게 음식을 먹여 줘요. 그동안 어머니 몸 어떤 곳에서는 아기가 태어난 뒤에 아기에게 음식을 줄 준비를 하지요. 그곳은 바로 어머니의 가슴이에요.

갓난아기는 많은 일을 할 수 없지만, 아주 잘하는 일이 하나 있어요. 바로 젖을 빠는 일이에요. 이제는 어머니의 가슴이 젖을 만들어 낼 준비가 됐기 때문에 정말 다행이에요.

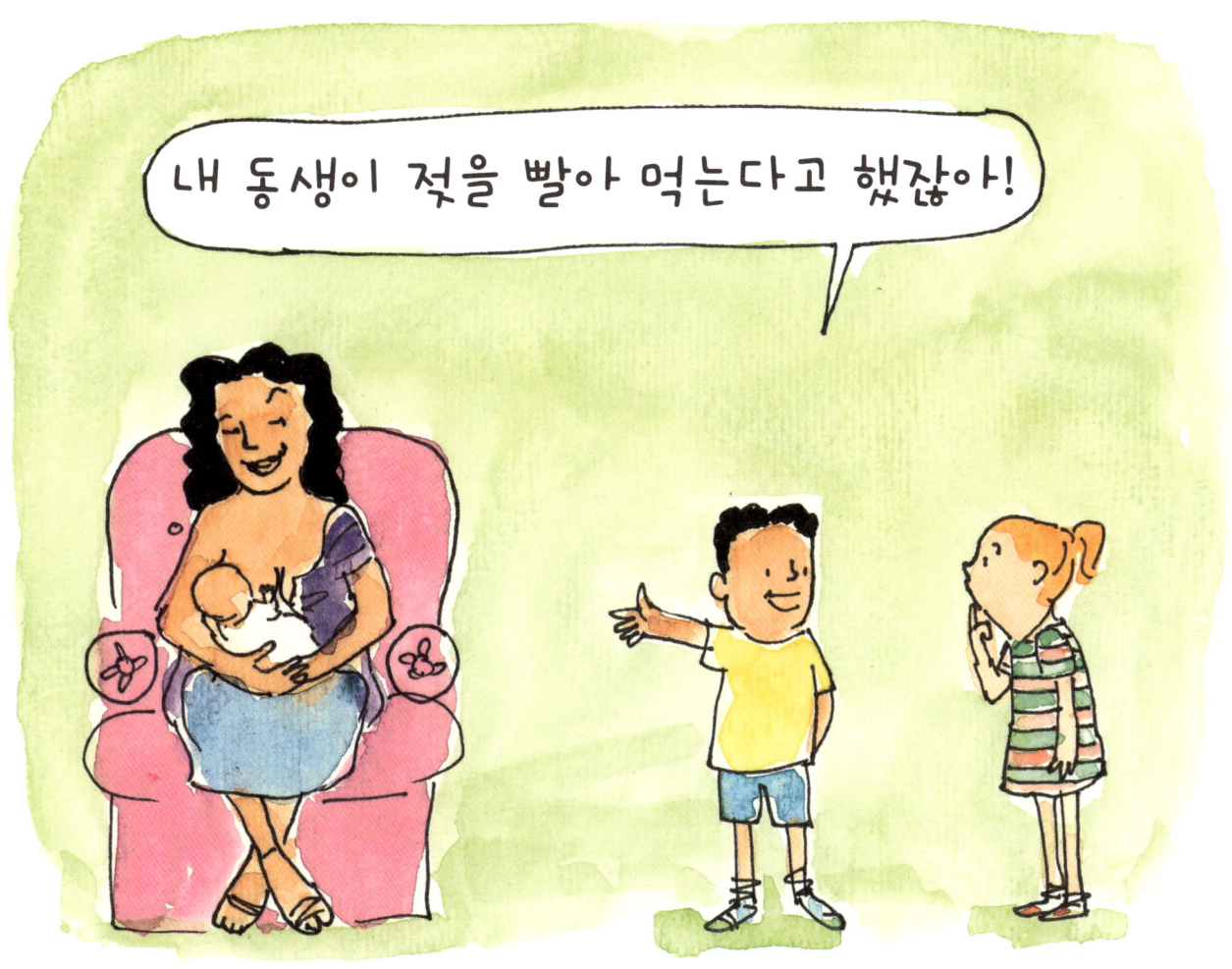

태어난 지 여섯 달쯤 되면 아기는 적당한 음식을 먹기 시작해요. 그때까지 아기는 어머니의 젖을 먹으며 자라는 데 필요한 모든 걸 얻어요. 가슴에서 나오는 젖이 충분하지 않으면, 어머니는 직접 만든 분유나 다른 음식을 젖병에 넣어 아기에게 먹이지요.

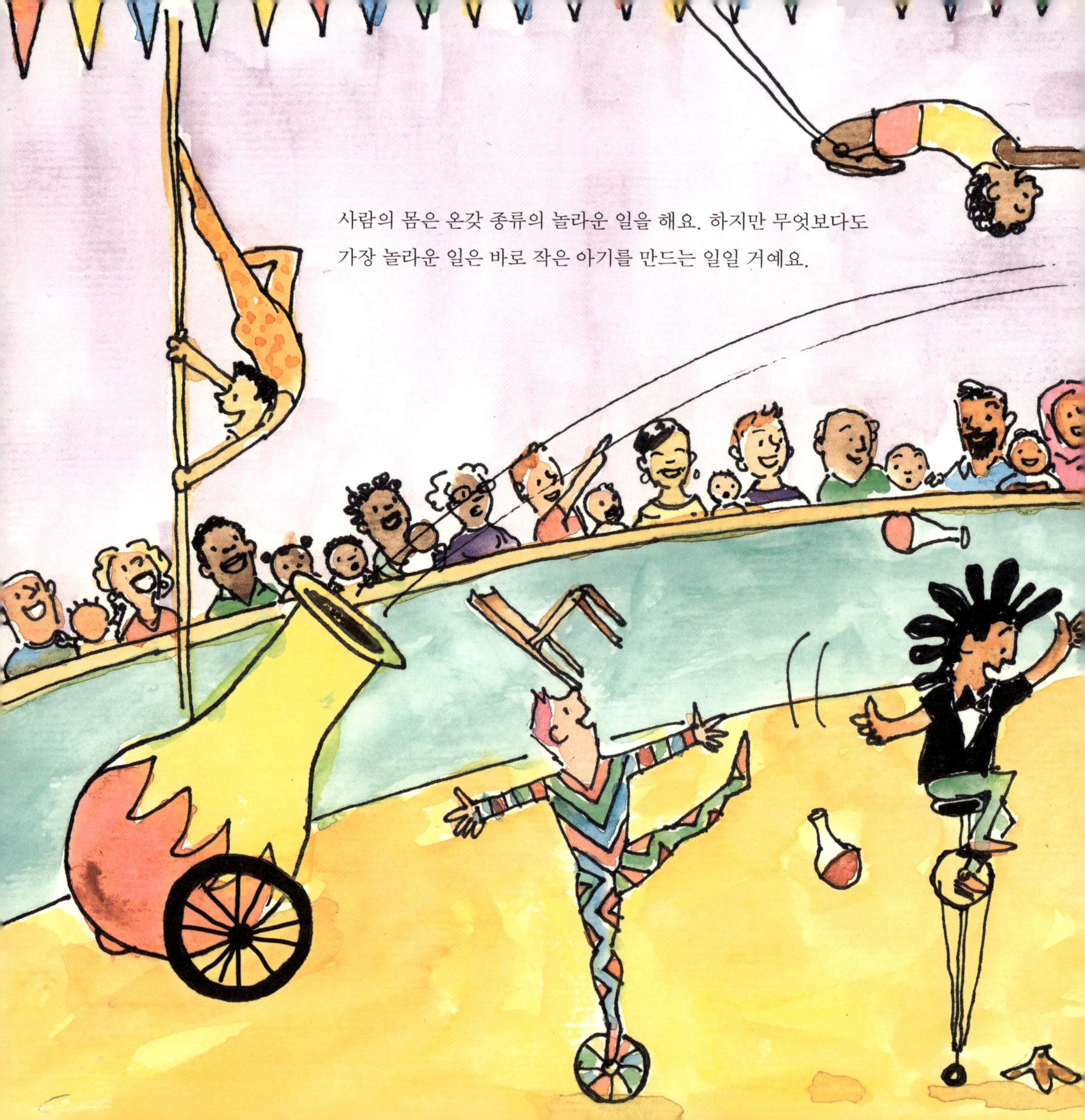

사람의 몸은 온갖 종류의 놀라운 일을 해요. 하지만 무엇보다도 가장 놀라운 일은 바로 작은 아기를 만드는 일일 거예요.

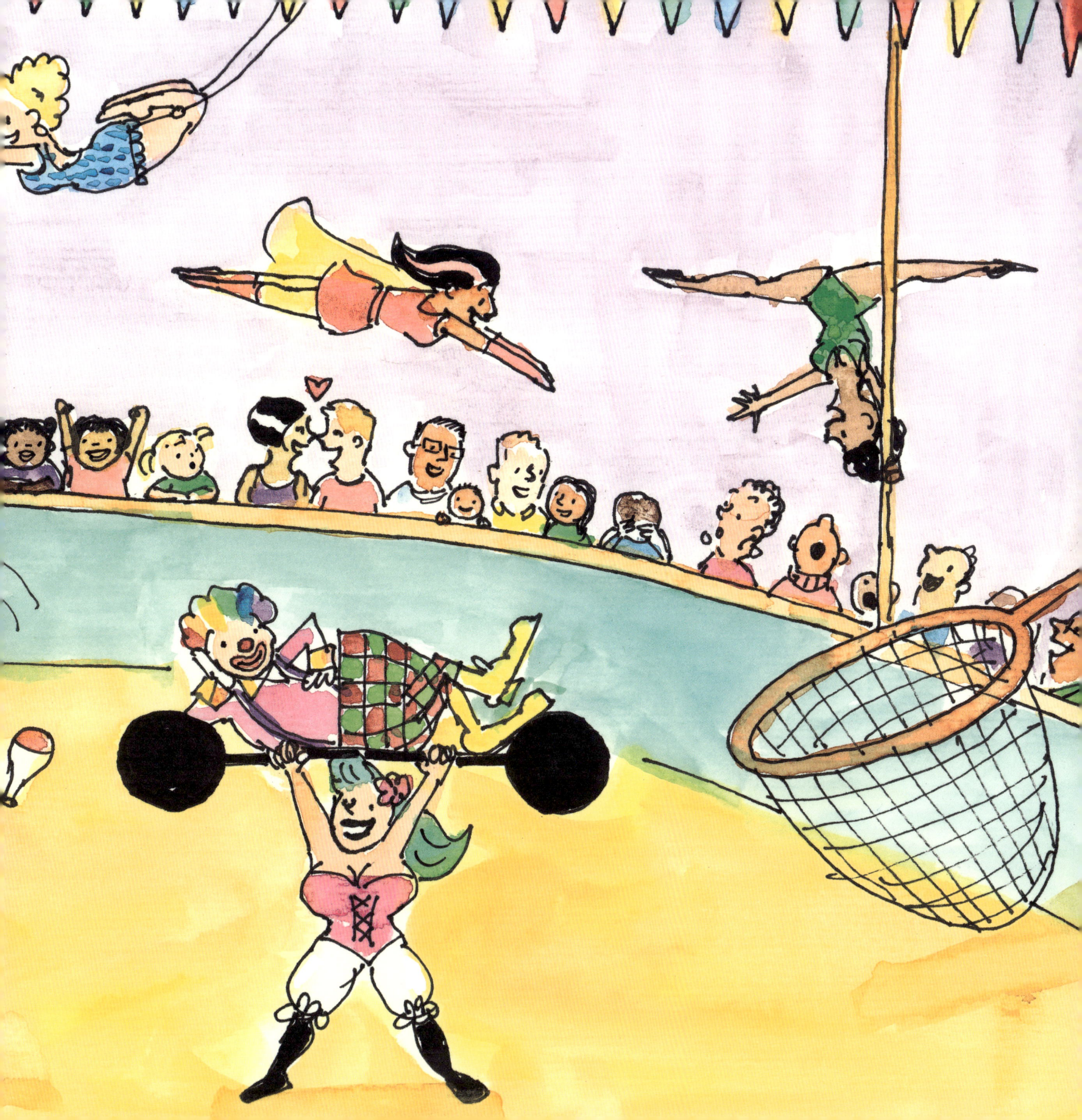

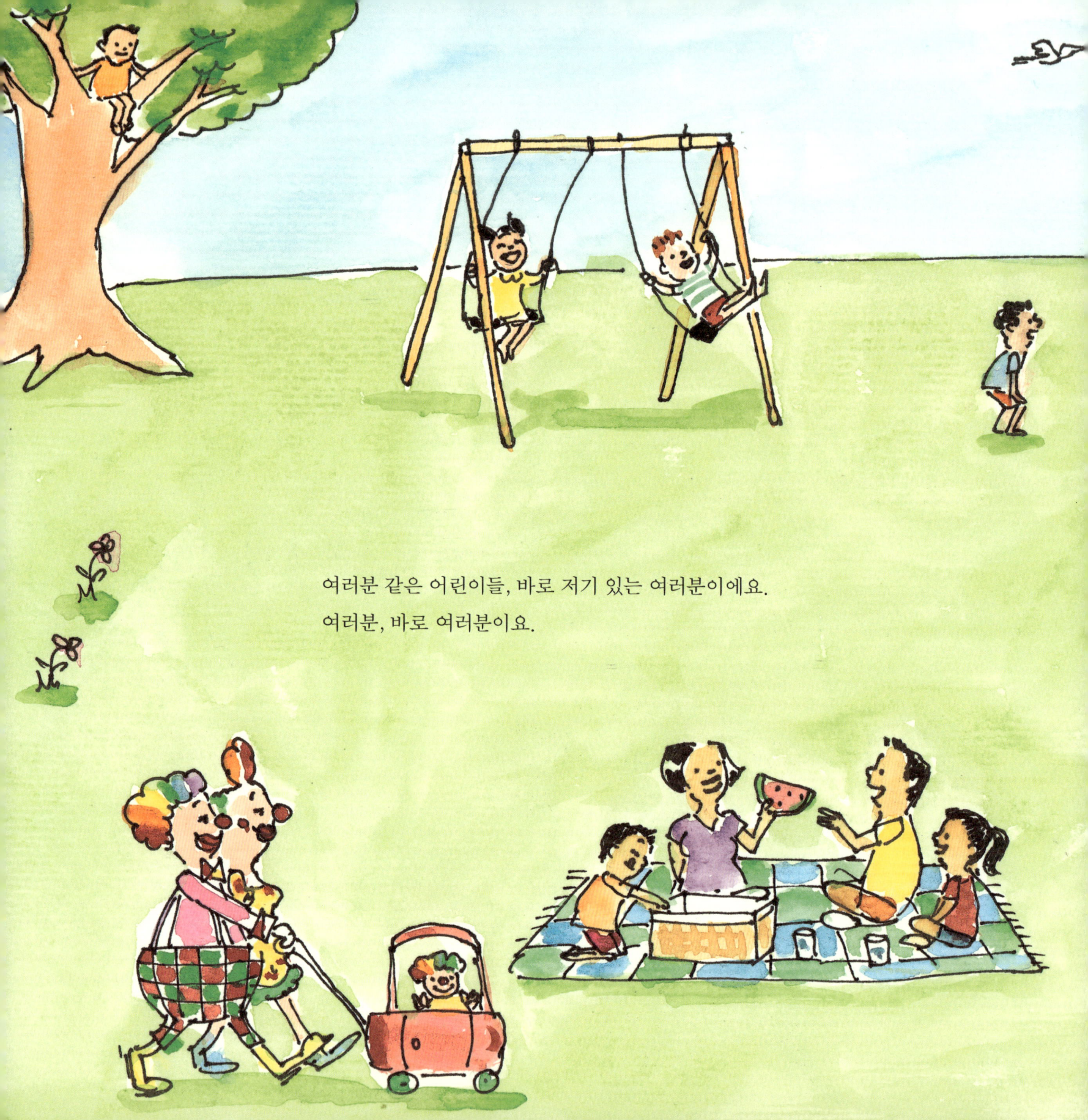

여러분 같은 어린이들, 바로 저기 있는 여러분이에요.
여러분, 바로 여러분이요.

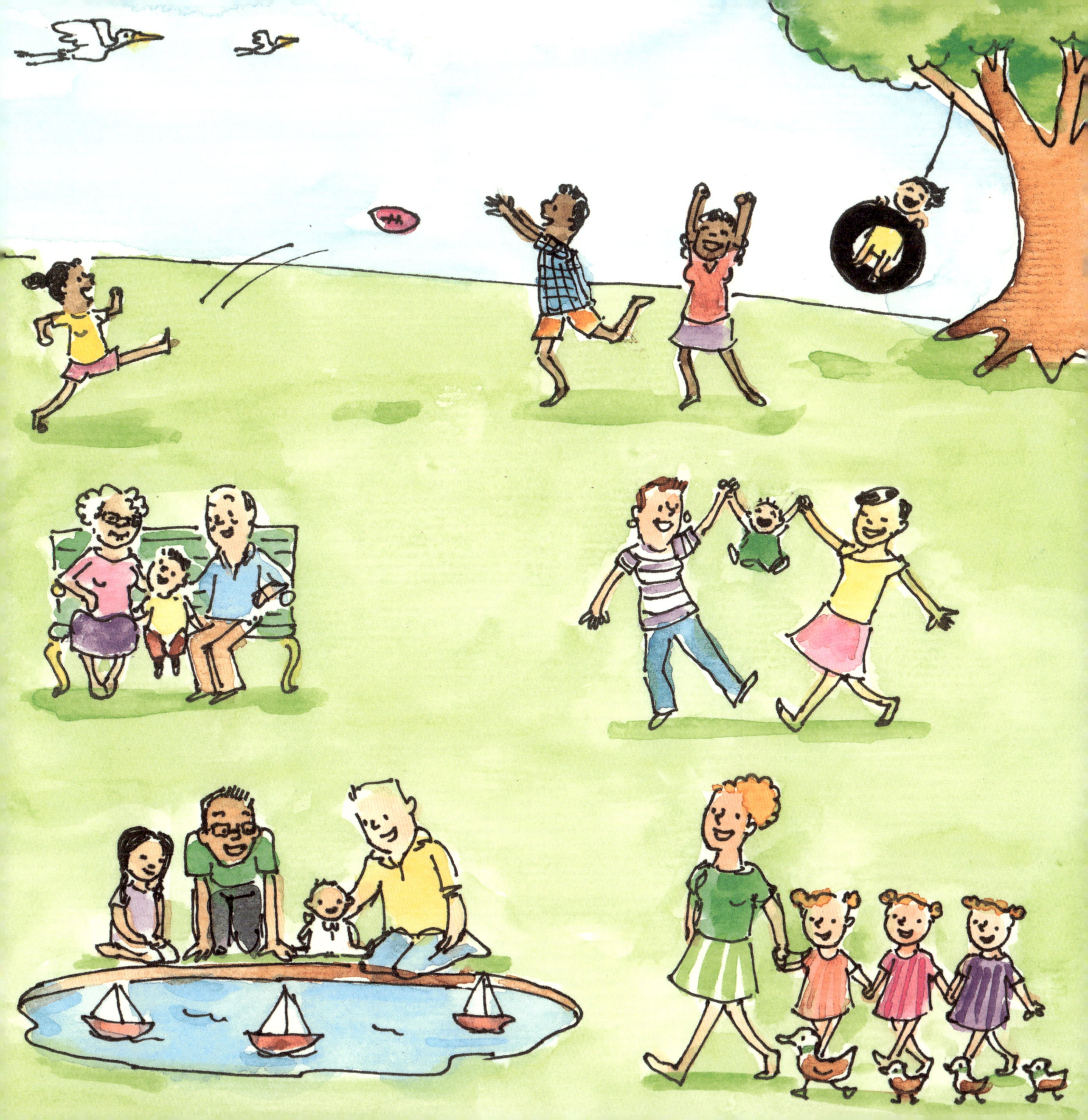

나의 놀라운 엄마를 위해

크리스토퍼 브래드베리 박사님, 리사 멜턴 박사님, 다니엘 앤세이, 토니 레브맨, 소피 햄리,
스티브 캐네인, 엘리세 맥휴와 나의 가족, 팀, 맥스와 조너스께 크나큰 감사를 드립니다.

지은이 피오나 커토스커스
오스트레일리아 국립 대학교에서 정치학을 공부했어요. 지금은 시드니에서 만화가이자 일러스트레이터로 활동하고 있어요. 또한 잉크 그룹에서 카드, 맘보에서 티셔츠의 디자인을 했어요. 아들에게 아기가 어디에서 오는지에 대한 질문을 받고 직접적이고 정직하게 알려 주려고 이 책을 쓰고 그렸어요. 이 책은 CBCA(오스트레일리아 어린이 도서 위원회) 올해의 어린이 책 최종 후보에 올랐어요.

옮긴이 이승숙
오랫동안 외국의 좋은 어린이 책과 청소년 책을 찾아서 우리나라에 소개하는 일을 해 왔어요. 지금은 어린이들이 재미있게 읽을 수 있는 다른 나라의 책을 우리말로 옮기는 일과 어린이들에게 도움이 되는 책을 직접 쓰고 있어요. 옮긴 책으로 『빨간 구두 루비』 시리즈 『마음이 아플까 봐』, 『어둠 속 어딘가』 등이 있고, 쓴 책으로 『안전, 어디까지 아니?』, 『세계 지리, 어디까지 아니?』, 『출동, 소방관』 등이 있어요.

아기가 어떻게 만들어지는지에 대한 놀랍고도 진실한 이야기

초판 1쇄 2018년 5월 8일
초판 6쇄 2024년 1월 22일

글·그림 피오나 커토스커스 | 옮긴이 이승숙 | 펴낸이 조영진 | 펴낸곳 고래가숨쉬는도서관
출판등록 제406-2006-000090호 | 주소 경기도 파주시 회동길 329(서패동) 2층
전화 031-955-9680~1 팩스 031-955-9682 | 홈페이지 www.goraebook.com | 이메일 goraebook@naver.com

디자인 김용희 | 편집 이규수

* 값은 뒤표지에 적혀 있습니다. 잘못 만든 책은 구입하신 서점에서 바꾸어 드립니다.
  책의 내용과 그림은 저자나 출판사의 서면 동의 없이 마음대로 쓸 수 없습니다.

ISBN 979-11-87427-66-7 73840

이 도서의 국립중앙도서관 출판시도서목록(CIP)은 서지정보유통지원시스템 홈페이지(http://seoji.nl.go.kr)와
국가자료공동목록시스템(http://www.nl.go.kr/kolisnet)에서 이용하실 수 있습니다.(CIP2018008566)

THE AMAZING TRUE STORY OF HOW BABIES ARE MADE

Copyright ⓒ Fiona Katauskas, 2015.
The Author has asserted her right to be identified as the author of this work.
First published in English in Sydney, Australia by HarperCollins Publishers Australia Pty Limited in 2015.
This Korean language edition is published by arrangement with HarperCollins Publishers Australia Pty Limited through Shinwon Agency Co.
Korean Edition ⓒ Goraebook Library, 2018.

품명 도서	**전화번호** 031-955-9680	**제조년월** 2024년 1월
제조국명 대한민국	**제조자명** 고래가숨쉬는도서관	
주소 경기도 파주시 회동길 329 2층	**사용 연령** 6세 이상	

* KC마크는 이 제품이 공통안전기준에 적합하였음을 의미합니다.